就业技能培训新模式教材

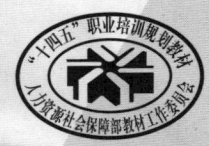

保健按摩

主　编：张　琳
编　者：吴　凡　宋　莹　张利宁　张玲文　张锡林　熊慧敏
审　稿：赵　煜

中国劳动社会保障出版社

图书在版编目(CIP)数据

保健按摩 / 张琳主编. -- 北京：中国劳动社会保障出版社，2025. -- (就业技能培训新模式教材).
ISBN 978-7-5167-6275-2

Ⅰ. R244.1

中国国家版本馆 CIP 数据核字第 2025PG6736 号

中国劳动社会保障出版社出版发行

（北京市惠新东街 1 号　邮政编码：100029）

*

河北品睿印刷有限公司印刷装订　　新华书店经销

880 毫米 ×1230 毫米　32 开本　6.5 印张　151 千字
2025 年 1 月第 1 版　2025 年 1 月第 1 次印刷
定价：19.00 元

营销中心电话：400-606-6496
出版社网址：https://www.class.com.cn

版权专有　　侵权必究

如有印装差错，请与本社联系调换：(010) 81211666
我社将与版权执法机关配合，大力打击盗印、销售和使用盗版图书活动，敬请广大读者协助举报，经查实将给予举报者奖励。
举报电话：(010) 64954652

为深入实施人才强国战略、就业优先战略,健全完善终身职业技能培训体系,探索"互联网+职业技能培训"新形态,不断加强职业培训教材与数字资源供给,有效提高培训质量,满足开展就业技能培训需要,特别是开展线上线下混合模式职业技能培训的需要,中国劳动社会保障出版社组织编写了就业技能培训新模式教材。在教材的组织编写过程中,以就业技能需求为依据,贯彻"以就业为导向,以技能为核心"的理念,并力求使教材具有以下特点:

精。教材内容以就业必备技能为主线,按照说明书的方式编写,精选就业岗位操作必备的知识和技能,满足就业技能培训的需要,让学员在短期内掌握岗位所需技能,顺利上岗。

融。教材以纸数融合为特色,将数字化资源与教学内容有机融合,学员不仅可以按照教材内容一步步掌握知识和技能,还可以通过扫描二维码反复观看操作技能实例视频等数字资源,便于直观学习理解,逐步提高技能水平。

易。对教材内容的呈现形式进行了精心设计,采用图表、色彩等多元化的呈现形式,同时还设置了"注意事项""小贴士"等多个小栏目,以使内容更加丰富且易于理解。

就业技能培训新模式教材的编写是一项探索性工作,由于时间紧迫,不足之处在所难免,欢迎各使用单位及个人对教材提出宝贵意见和建议,以便修订时补充更正。

Contents 目 录

模块一　职业道德及岗位认知 1
　　学习单元一　保健按摩从业人员职业道德及职业守则 2
　　学习单元二　保健按摩从业人员的岗位职责和服务
　　　　　　　　内容 6

模块二　保健按摩基础知识 15
　　学习单元一　保健按摩原理、施术原则及注意事项 16
　　学习单元二　按摩递质 25

模块三　人体解剖学知识 29
　　学习单元一　人体解剖学基础 30
　　学习单元二　运动系统 35
　　学习单元三　神经系统 61

模块四　中医学及经络腧穴基础知识 65
　　学习单元一　中医学基础知识 66
　　学习单元二　经络腧穴基础 74

模块五　保健按摩基本手法 ... 115

- 学习单元一　手法的基本要求 ... 116
- 学习单元二　按法 ... 118
- 学习单元三　摩法 ... 121
- 学习单元四　推法 ... 123
- 学习单元五　拿法 ... 125
- 学习单元六　揉法 ... 127
- 学习单元七　点法 ... 130
- 学习单元八　拨法 ... 132
- 学习单元九　搓法 ... 134
- 学习单元十　擦法 ... 136
- 学习单元十一　颤法 ... 138
- 学习单元十二　摖法 ... 140
- 学习单元十三　叩击法 ... 142
- 学习单元十四　抖法 ... 147

模块六　全身保健按摩 ... 149

- 学习单元一　俯卧位保健按摩 ... 150
- 学习单元二　仰卧位保健按摩 ... 158

模块七　不适症保健按摩 ... 169

- 学习单元一　食欲不振保健按摩 ... 170
- 学习单元二　胸闷保健按摩 ... 173
- 学习单元三　头部不适保健按摩 ... 176

学习单元四	颈肩部酸沉保健按摩	179
学习单元五	四肢酸沉保健按摩	182
学习单元六	焦虑紧张保健按摩	188
学习单元七	睡眠不佳保健按摩	192
学习单元八	记忆力减退保健按摩	196

模块 一
职业道德及岗位认知

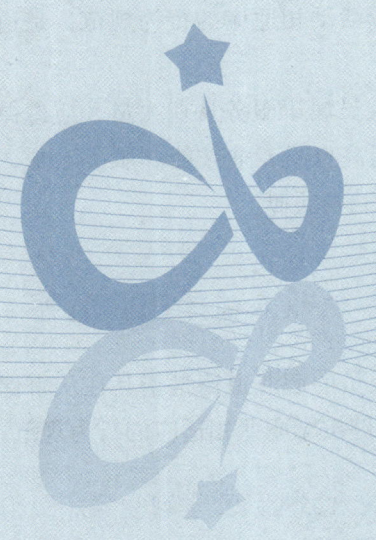

学习单元一　保健按摩从业人员职业道德及职业守则

道德是指在一定社会条件下，人们的行为应当遵循的原则和标准，是社会用以调整人与人之间以及个人与社会之间关系的行为准则和规范的总和。道德是依靠社会舆论以及人们的内心信念等力量而起作用的。

职业道德就是从事一定职业的人，在工作或劳动过程中，应遵循的与其特定的职业活动相适应的行为规范，是道德在职业生活中的具体体现。

保健按摩从业人员属于服务从业人员，应遵循相应的职业道德和职业守则，努力提高自身专业技能和服务水平，从而为推动保健按摩行业的发展做出自身贡献。

一、保健按摩从业人员的职业道德

保健按摩从业人员的职业道德是指其在从事保健按摩工作过程中，应遵循的、与保健按摩职业相适应的行为规范。

1. 保健按摩从业人员应认真学习业务知识和技能

保健按摩是直接涉及人身健康的工作岗位，能否准确地掌握知识和技能会直接影响到按摩服务的质量。如果知识错误、手法不规范，则不能为宾客提供服务，甚至还有可能危害宾客健康。作为一名合格的保健按摩从业人员首先要熟练掌握相应的知识和技能。

2. 保健按摩从业人员应具备优良的服务态度

保健按摩从业人员在服务时，应做到热情友善、尽责耐心、诚恳待人、服务周到，使宾客有宾至如归的感受。

（1）对所有的顾客要友善、礼貌，要尊重他人，要热情、公平、诚恳。

（2）言而有信，尽职尽责。

（3）要注意仪容仪表，保持良好的形象。

（4）保持自身及按摩服务工作环境的卫生，应使顾客感到舒适、安全。

3. 保健按摩从业人员应遵纪守法

保健按摩从业人员一定要遵纪守法，严格遵守职业纪律，坚决不做违反社会道德规范的事情，不做违反法律的事情。

4. 保健按摩从业人员应团结合作

保健按摩从业人员应团结、合作、爱岗、敬业，齐心协力地为维护和提高保健按摩行业的信誉、促进行业的发展而努力。

二、保健按摩从业人员的职业守则

1. 遵纪守法，厚德敬业

爱国是每位公民对国家首要的道德义务，守法是公民道德最低层次的要求。

厚德是指为人应增厚美德，容载万物，是人们崇尚的最高道德境界。敬业是指专心致力于学业和工作，将本职工作作为事业孜孜不倦地追求和努力。

2. 团结友善，密切协作

保健按摩从业人员应与身边同事友好相处，团结协作，共同完成工作、共同提高，为行业的发展而努力。

3. 尊重宾客，周到服务

尊重宾客是服务从业人员的基本要求，是对他人的尊重，应尊重宾客的种族、性别、宗教、文化背景、社会地位等，与宾客建立友好、平等的关系。

保健按摩从业人员应热情主动、细致周到地为宾客提供服务，为宾客提供良好的服务体验。

4. 钻研技术，积极进取

保健按摩是为人民群众提供健康服务的行业，每一名保健按摩服务从业人员都应不断钻研技术，努力提高自身的专业水平，同时积极学习新技术，为宾客提供更好的服务。

5. 善于思考，勇于创新

保健按摩从业人员所做的不仅仅是简单、重复性工作，而是需要了解宾客的身体状况，提出合理化建议，并设计适合宾客的手法套路进行施术。因此，保健按摩从业人员需要努力学习、善于思考，在工作过程中发现问题、解决问题，不断结合实际情况，创新技术和方法，更好地服务宾客。

6. 举止得体，诚实守信

举止得体是指人的言行举止适合环境，动作语言恰如其分。保健按摩从业人员应举止大方、不卑不亢、热情友善。诚实守信是人与人交往的最基本的道德规范，在服务行业经济活动中要信守承诺、忠诚待人，杜绝假冒伪劣、以次充好。

学习单元二　保健按摩从业人员的岗位职责和服务内容

一、保健按摩从业人员岗位职责

保健按摩从业人员应持"健康证"上岗，在服务范围内进行规范操作，避免进行医疗活动，其岗位职责主要包括：

1. 按照操作规范提供保健按摩服务

根据宾客的需求和身体情况，结合自身的专业判断，为宾客提供规范的保健按摩服务。在工作过程中应按照服务规范与宾客进行沟通，如果发现宾客有不适合接受保健按摩服务的身体条件，应及时沟通并反馈；如果宾客处于酒醉状态或存在其他不宜立刻接受服务的情况，应及时提出。

2. 普及健康常识，提供有益建议

在服务过程中，可以根据宾客的需求利用自己具备的健康知识和保健按摩技能，积极普及健康常识，并根据在服务中获知的宾客身体情况的反馈，为其提供适合的健康建议。但应避免推荐药品、药物等涉及医疗的活动。

3. 制订并及时调整宾客保健按摩方案

为宾客制订适合的保健按摩方案，并及时收集宾客反馈，如在

每次服务结束时，向宾客询问服务的感受，及时获取反馈，一方面可以判断方案的有效性，另一方面可以根据反馈及时调整保健按摩方案，不断提高服务质量。

4. 做好日常工作，努力提高业务水平

保健按摩从业人员应服从行业主管部门的管理，接受群众的监督。牢固树立安全意识，做好日常安全防范工作。完成保健按摩服务企业安排的工作内容，并不断学习理论知识和技术技能，提高自身的业务水平，努力为宾客提供更好的服务。

二、保健按摩服务内容

保健按摩服务过程由接待宾客、保健按摩前准备工作、按摩施术、按摩后服务四个环节构成，每个环节的服务质量都直接影响保健按摩的整体质量，影响宾客的体验，每个环节都要认真对待。各保健按摩服务企业可以根据自身的服务项目、服务特点、服务人群的差别，设计具有特色的保健按摩服务流程，为宾客提供高质量服务。

1. 接待宾客

接待是保健按摩服务中重要的一环，接待服务人员的接待服务水平反映出该保健按摩服务企业的管理水平以及工作人员的综合素质能力。优质的接待服务能够让宾客感受到舒适、安全、专业，容易为保健按摩服务企业带来经济效益，增强宾客的黏性。

（1）接待宾客的程序及要求

接待服务人员的主要工作包括：登记宾客健康信息，提供基本

咨询服务，介绍保健按摩服务项目，引导宾客进入按摩操作间并与保健按摩师交接，保健按摩服务结束后引导宾客回到接待处等环节。有些保健按摩服务企业还需要向宾客介绍并推荐保健按摩师。接待宾客的程序可以由各保健按摩服务企业根据实际情况设计，接待服务工作可由专门的服务人员负责，也可由保健按摩师轮流负责。但无论程序和人员如何变化，都不能出现因无人员引导导致宾客无所适从的情况。接待宾客的程序及要求如下。

1）登记宾客健康信息。这里主要通过询问宾客基本信息进行记录，如宾客按摩的目的、身体情况等，并适时推荐保健按摩服务项目。

2）介绍服务项目及保健按摩师。通过询问了解宾客的需求与身体状况，并向其介绍适合的服务项目名称，介绍该项目的方法、步骤、时间、价格，根据宾客的反馈确定服务项目。在确定宾客适合的保健按摩服务项目后，询问宾客对保健按摩师的要求，介绍企业中保健按摩师的分级及收费标准，推荐适合该宾客的保健按摩师，最后征询宾客的意见并确定保健按摩师人选。

3）引导宾客进入按摩操作间。引导宾客进入按摩操作间，引导宾客除去佩戴的饰物，更换按摩服、拖鞋，引导宾客根据项目采取不同的体位。为宾客介绍保健按摩师，并与保健按摩师交接宾客的基本情况，包括服务项目、按摩的目的和偏好等。

4）保健按摩服务结束后引导宾客回到接待处。保健按摩服务结束后引导宾客回到接待处，并询问宾客服务感受及意见建议，同时根据宾客的保健按摩项目提供咨询服务。

（2）接待服务人员的要求

接待服务人员应具备主动、热情、耐心、周到的服务态度和熟练的业务能力，熟悉本单位的服务理念，熟悉本单位的服务内容和员工的情况，并具备一定礼仪水平和接待技巧，了解各民族风俗习惯，善于应用语言的艺术。同时，接待服务人员也应该懂得保健按摩相关基础知识，能够根据宾客的需求推荐合适的服务项目和保健按摩师，并对相关问题提供有效的咨询服务。

（3）按摩前沟通及判断

保健按摩师在按摩施术前，应首先与宾客进行沟通，了解宾客的个体需求，如身体状态、服务需求以及手法力度等，以便快速评估受术者健康状态并在标准施术方案基础上制订个体化施术方案。

2. 保健按摩前准备工作

（1）个人卫生

保健按摩师应特别注意个人卫生，保持头发、面部、手部的清洁。不能留长指甲，指甲应及时剪短，边缘圆钝，避免在施术时划伤宾客皮肤。工作时不佩戴手镯、手链、戒指等饰品。工作时着统一工作服，舒适、合体、美观、大方，便于操作，并经常清洗消毒。

（2）环境卫生

1）按摩操作间布置。按摩操作间的布置应适应保健按摩服务企业的经营定位以及营业场所的面积。操作间布置以便于通风、便于清洁消毒、便于操作、便于管理，宾客感到舒适为原则，同时还要考虑到不同地区的文化特点和不同季节的气候特点。

2）环境卫生要求。保健按摩环境应保持空气清新，室内温度和湿度适宜，室内温度以 23～26 ℃为宜，室内湿度以 50%～60% 为宜。保持墙面、地面清洁、无灰尘，室内设施设备摆放整齐，消毒柜明亮、清洁，已消毒物品如按摩巾、毛巾等叠放整齐，不杂乱。各种耗材如按摩乳、刮痧油、艾条、酒精、棉球等均应摆放整齐，放置于专用小推车上。

(3) 保健按摩设备、用品、用具准备

保健按摩必备设备包括按摩床(见图1-1)、坐式按摩椅(见图1-2)、足疗椅等,此外,还有配套的按摩凳、足浴桶(见图1-3)、枕头、床单、按摩巾、大小毛巾。同时,还需要准备有关用品,如按摩膏(乳)、浴足包、精油、75%酒精、免洗消毒凝胶、95%酒精、棉球(片)等。

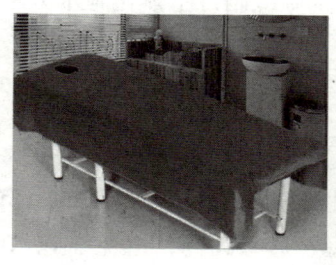

图1-1 按摩床　　　　图1-2 坐式按摩椅

保健按摩服务企业通常还会开展拔罐、刮痧、艾灸、耳穴等调理技术服务。除上述设备、用具、用品外,还需要准备其他设备及用品、用具。如开展拔罐服务,需要准备火罐(见图1-4)、引火棒、酒精灯、打火机等。如开展刮痧服务,需要刮痧板(见图1-5)、刮痧油(乳)等。如开展耳穴服务,需要准备耳穴探测仪(或针)、耳穴压豆板、镊子等。如开展艾灸服务,室内要有排烟设施,需要准备艾灸仪、艾灸盒、艾条、艾绒、艾炷等。

保健按摩用品、用具可以根据保健按摩服务企业开展的服务项目进行配置,保健按摩用品、用具需保证质量安全,并进行及时消毒,严格遵守相关卫生要求。

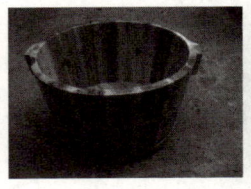 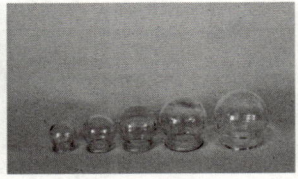 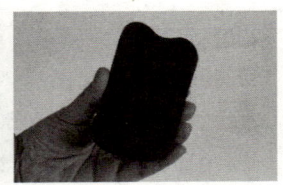

图 1-3　足浴桶　　　图 1-4　火罐　　　图 1-5　刮痧板

每日使用的物品如按摩巾、毛巾均应一客一用,及时清洁消毒,无污渍。使用后的设备、器具,如火罐等均应及时按规定进行清洁消毒。

（4）清洁消毒

工作环境、设施设备、常用工具均应正确清洁消毒,以保证宾客与保健按摩师的健康安全。消毒的方法包括物理消毒和化学消毒。具体如下：

1）物理消毒法包括自然净化、机械除菌、辐射消毒。

> **物理消毒法**
>
> ※ 自然净化即打开门窗进行通风,在潮湿地区和通风不佳地区可以采用风扇加强通风。
> ※ 机械除菌即采用清水对地面、墙面及其他区域进行冲洗、擦拭等。
> ※ 辐射消毒即紫外线灭菌消毒,需要在无人、无遮盖的情况下进行不少于30分钟的紫外线照射消毒。

2）化学消毒法是可以采用84消毒液以及新洁尔灭进行擦拭、浸泡消毒。

> **化学消毒法**
>
> ※ 84消毒液是以次氯酸钠为主要成分的含氯消毒剂，具有强氧化性。使用浓度为500毫克/升（即10毫升原液配990毫升水），擦拭后静置30分钟，然后用清水洗净即可。
> ※ 新洁尔灭是季铵盐阳离子表面活性剂，具有耐热性、杀菌力强的特点，对革兰阳性杆菌、球菌、真菌均有效，对藻类、厌氧菌均有较好的杀菌效果。使用时将0.5‰～1.0‰浓度的新洁尔灭溶液喷洒在器具表面，静置30分钟后清水洗净即可。

3. 按摩施术

保健按摩师在按摩施术时，应首先与宾客进行沟通，了解宾客的情况如身体状态、服务需求以及手法力度等，然后按照方案规范进行施术并及时根据宾客反馈调整手法力度。按摩施术是保健按摩操作中的主体内容，在后面将详细介绍。

4. 按摩后服务

按摩后服务包括征询宾客意见和建议、向宾客提出按摩后饮食及保养建议，以及整理按摩操作间等。

（1）征询宾客意见和建议

征询宾客对保健按摩师施术的意见、对按摩服务流程和内容的建议等，有助于了解保健按摩师的工作质量和效果，了解宾客对保健按摩服务企业的印象。保健按摩师或保健按摩服务企业采纳有效建议并及时调整，可以不断提高宾客的满意度，从而对保健按摩服务企业的发展起到积极的影响。

（2）向宾客提出按摩后饮食及保养建议

按摩后应注意补充水分，避免辛辣、刺激、生冷、肥甘厚腻食物。按摩后不宜立即运动，宜保持心情舒畅。

（3）整理按摩操作间

按摩中使用的用品、用具在按摩后应及时归类摆放，并按要求进行清洁消毒，为下一次保健按摩服务做好准备。

模块 二
保健按摩基础知识

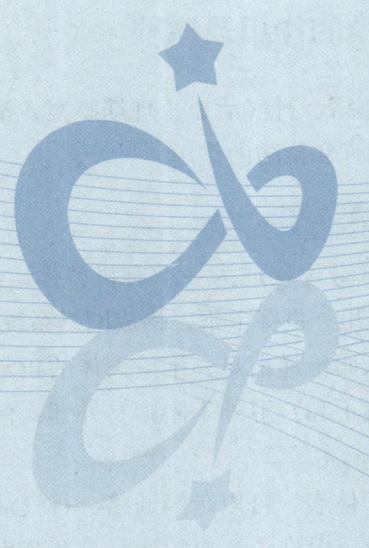

学习单元一　保健按摩原理、施术原则及注意事项

按摩是用手或肢体的某些部位，在体表施以一定的力量，进行有目的、有规律的手法操作活动的总称。

保健按摩是以各种保健为目的的按摩，根据施术者的不同，可以进一步分为自我保健按摩和他人保健按摩，还可以按保健的目的分为运动按摩、减肥按摩、美容按摩等。

一、保健按摩的作用及原理

按摩通过疏经通络、行气活血，理筋整复、滑利关节，调理脏腑、扶正祛邪达到调理和预防的作用。

疏经通络、行气活血

经络将人体各部分连接成为一个有机整体，经络内属于脏腑、外络于肢节、通达表里、贯穿上下，构成网络系统，达到沟通内外、通行气血的作用，从而传递信息，维持人体的正常生理功能。经络闭塞就可以导致气血不和，卫外不固则易外邪入侵，气血凝聚不通则痛，失于濡养则会麻木等。

按摩手法作用于体表，可以疏经通络、行气活血。按摩手法对人体体表的直接刺激，促进了气血的运行，并产生温热效应，达到"温""通"的作用，也对气血凝滞所致的失濡进行改善。

理筋整复、滑利关节

筋骨关节主司人体的运动功能。气血调和、阴阳平衡、津液充足，才能保证机体筋骨强健、关节滑利，从而维持正常的生活起居和活动功能。筋骨关节受损，可以导致脉络损伤、气滞血瘀，从而影响肢体关节的活动，并伴有肿痛。按摩手法可以作用于局部，促进气血运行，消肿祛瘀、理气止痛；按摩手法有利于纠正筋的挛缩或位置的偏移，并松解粘连、滑利关节，从而达到消除肌肉僵硬、关节活动不利的作用。

调理脏腑、扶正祛邪

按摩手法作用于人体体表上相应的经络腧穴，可以将良性刺激通过经络传递到脏腑，调节脏腑功能，恢复脏腑正常生理功能和平衡状态，激发体内正气的产生，预防邪气侵袭致病，也帮助正气祛邪外出，起到预防保健和促进康复的作用。

二、保健按摩的施术原则

1. 调整阴阳

中医学认为，阴阳平衡是人体健康的根本保证。因为个体体质不同，身体所处的状态不同，人体可能会出现阴阳偏盛偏衰的情况，表现出寒、热、虚、实的状态。此时应根据人体不同状态采用不同的保健按摩手法达到调整阴阳的目的，如应用轻柔缓和的一指禅推法、揉法与摩法，刺激特定的募穴、腧穴及其配穴能补益相应脏腑的虚证；而使用力量较强的按、拨、拿等手法，则能祛邪泻实；对虚冷者，可以用较慢、柔和、有节律的手法在相应部位做较长时间的操作，使受术者产生温热感。

2. 扶正祛邪

扶正祛邪是中医保健的一项基本原则，通过调节脏腑的功能，促进气血的生成和流通，扶助人体的正气，从而达到防止邪气入侵和将体内邪气祛除的效果。如针对颈肩酸沉的受术者，按摩时用摇、抖等手法对肩关节进行活动即是祛邪，用按、揉、搓等手法促进气血运行即是扶正。

3. 因时、因地、因人制宜

在使用按摩手法进行保健时，应根据季节、地区以及受术者体质、年龄等不同情况采用不同的手法。

因时制宜是指施术时需根据季节气候的不同特点考虑采用不同按摩手法施术。如冬季皮肤干燥紧缩，在皮肤上使用擦法时容易使皮肤破损，可以在皮肤上涂抹一些按摩介质再进行施术；在天热容易出汗时，则可以加适量滑石粉辅助进行按摩。

因地制宜是指根据不同地区的地理特点考虑采用不同按摩手法施术。如北方人体格多壮硕，肌肤腠理致密结实，施术时手法宜重，刺激量大才有效；而南方多热、多湿，南方人体形多瘦小，肌肤腠理相对疏松，按摩时手法宜轻柔。

因人制宜是指在按摩施术时，需根据受术者年龄、性别、体质、生活习惯等特点采用不同的按摩手法。如受术者体质强，操作部位在腰、臀、四肢，手法刺激量可大；受术者体质弱或是老人、小儿，操作部位在头、面、胸腹，手法刺激量宜小。

三、保健按摩的适应证、禁忌证及注意事项

1. 保健按摩的适应证

保健按摩可以促进血液循环、缓解疼痛、放松肌肉、促进新陈

代谢，广泛应用于预防保健和亚健康、不适症的调理，主要适用于以下方面：

缓解肌肉疼痛和僵硬

保健按摩可以缓解肌肉疼痛和僵硬，促进血液循环，放松肌肉，用于工作疲劳或运动疲劳后的放松。

缓解疲劳和紧张

保健按摩可以缓解身体和心理的疲劳和紧张，促进身心的放松和舒缓。

促进消化系统功能

保健按摩可以通过全身以及刺激腹部的按摩手法，促进消化系统的运动和蠕动，缓解消化不良和便秘问题。

改善睡眠

保健按摩可以通过促进血液循环和新陈代谢，改善睡眠质量，帮助入睡和提高睡眠质量。

2. 保健按摩的禁忌证

保健按摩和其他任何一种保健方法一样，在临床应用中也有一定的局限性。如果施术者手法操作错误、受术者体位不当或身体状态不宜施用手法等可能导致受术者身体受到严重损伤，甚至危及生命。受术者处于的不适于接受保健按摩服务的身体状态或症状称为按摩的禁忌证。当受术者在以下情况时，禁止对其进行保健按摩。

（1）急性传染性疾病、感染性疾病，禁用按摩，以免贻误病情。

（2）诊断不明的急性脊柱损伤，禁用按摩。

（3）各种骨折、脱位、骨病（如骨关节结核、骨关节化脓性疾病、骨髓炎、骨肿瘤以及严重的老年性骨质疏松症等），禁用按摩。

（4）血液病或有出血倾向，如血友病、恶性贫血、紫癜等，禁用按摩。

（5）严重的心、脑、肺、肝、肾等器质性疾患或身体极度虚弱，禁用按摩。

（6）皮肤破损（如烧烫伤）、皮肤病（如湿疹、癣、疱疹）化脓渗出的病损处，禁用按摩。

（7）孕妇的腹部、腰骶部及合谷、至阴等穴，禁用按摩。

（8）严重情绪障碍、酒醉时，禁用按摩。

3. 保健按摩的注意事项

在按摩过程中应注意以下问题，以免造成受术者不适，甚至引发伤害。

（1）受术者过度饥饿、饱胀、疲劳、精神紧张时，不宜立即进行保健按摩。

（2）选择恰当的施术体位，以受术者感觉舒适、肌肉放松、呼吸自由，既能维持较长时间，又方便操作的体位为宜。

（3）对于身体瘦弱、气血亏虚的受术者，按摩手法操作时间不宜过长，力度宜轻。在操作时，力量应先轻后重、关节活动范围由小到大、运动速度由慢到快，逐渐增加。

（4）不得使用颈椎扳法、腰椎扳法等运动关节类手法，以免发生意外。

（5）妇女月经期的腰骶部、腹部、肩部相关穴位应慎用手法，施术前一定要详细询问，以免发生意外。女性敏感部位，应避免按摩手法操作。

（6）在腰腹部施用手法时，应先排空大小便，去除阻碍操作的物品，如裤带等。

（7）按摩手法准确、规范、力度适中，避免使用暴力、蛮力。施术者要集中精力，观察受术者反应，如面部表情、肌肉的紧张度及被动运动的抵抗程度等。询问受术者的自我感觉，根据具体情况调整手法力度与方法，避免增加其痛苦和损伤。

（8）施术者应保证两手温暖，经常修剪指甲，不得佩戴戒指及其他饰品。施术前后均应清洁双手。

（9）操作环境应清洁、安静。施术时间根据操作规范和受术者体质及需求进行。一般每次以 30～60 分钟为宜，可以根据受术者个体情况适当延长，保证效果。

四、按摩手法的反应及异常情况的处理

按摩手法作用于人体后，人体必然会出现一定的反应。一般来说，多数受术者会感到轻松愉快、疼痛减轻、僵硬痉挛改善、胃肠舒适等，无不适反应。有些受术者可能产生短暂、轻度的不适，如按摩运动疲劳后的下肢肌肉时会产生酸痛、酸胀的感觉，但继续按摩则会消失，这些均属于按摩的正常反应。但如果按摩手法应用不当、操作时间过长或刺激力度过大、受术者精神紧张、按摩适应证选择不当时，则会出现按摩手法的异常反应，甚至造成受术者身体损伤，发生按摩意外。因此，对按摩手法的异常反应必须提前预防，一旦发生，必须及时恰当处理。

保健按摩手法操作的常见异常情况有晕厥、疼痛加重、皮肤破损等。

1. 晕厥

在进行保健按摩时，受术者突然出现头晕、恶心、面色苍白、四肢发凉、出冷汗，甚至发生短暂意识丧失、晕倒等现象，称为晕

厥。产生晕厥的原因主要有以下六个方面：

（1）情绪过于紧张或对按摩手法有恐惧感。

（2）饥饿、疲劳或体质极度虚弱。

（3）有低血压、低血糖、心脑血管疾病史。

（4）由卧位到坐位、立位的按摩体位变换过快。

（5）按摩手法力度过大、产生剧烈疼痛或按摩时间过长。

（6）突然转动受术者颈部或按压颈动脉窦部位时间较长。

晕厥的产生重在预防，在手法操作中应严格按照规范施术，不可盲目增加施术力度和时间。在手法操作时，要密切注意受术者的反应，询问其感觉，及时调整按摩手法。如有晕厥先兆征象，应立即停止按摩施术。

晕厥的处理

※ 停止按摩，去枕使受术者平卧，保持空气流通，解开受术者的衣扣，保持呼吸通畅，并给予温开水进行适当休息，多数受术者休息后即可好转。

※ 若有晕倒、短暂意识丧失，可以立即掐受术者的人中、内关、合谷穴，拿肩井穴，按揉涌泉穴促其苏醒。若无效立即送医院急诊处理。

※ 受术者晕厥症状基本消失后，一般应卧床休息，观察30～60分钟，方可起身。

※ 详细询问受术者是否有其他疾病史，如有应先治疗其他疾病，待治愈后才可以进行保健按摩。

2. 疼痛加重

受术者经手法操作后，疼痛比按摩前明显加重，两三天后仍无减轻、反而加剧，称为疼痛加重。这是按摩时常见的一种异常情况，但须与按摩的正常反应区分开。按摩后疼痛的正常反应可见疼痛加重，但疼痛不剧烈，一般于按摩后至次日逐渐减轻消失，无须特殊处理。按摩疼痛加重产生的原因主要有以下三个方面：

（1）按摩手法刺激量过大或时间过长、力度过重。

（2）按摩手法不规范，运动关节类手法操作不当，或使用暴力、蛮力，或手法生硬、涩滞，造成受术者皮肤、筋膜、韧带等受伤。

（3）受术者体质虚弱，对于疼痛的耐受力差。

按摩疼痛加重的异常情况应重在预防，应根据保健按摩适应证及受术者的体质制定按摩方案，按摩手法应规范，掌握手法刺激量，遵循力度由小到大、速度由慢到快、时间由短到长、逐渐加大刺激量的原则。在按摩过程中，随时询问受术者的感觉，若突然剧烈疼痛，应立即停止按摩，以免造成新的损害。

> **疼痛加重的处理**
>
> ※ 初次按摩，受术者疼痛加重，可以观察2～3日，仍无缓解，应检查是否是按摩适应证。
> ※ 若疼痛剧烈，应当检查是否造成新的损害或发生按摩意外，暂停按摩，送受术者到医院就诊。
> ※ 疼痛可以逐渐缓解者，可以调整按摩手法和体位，减轻按摩手法刺激量。

3. 皮肤破损

在按摩施术的过程中，因按摩操作不当或器物划伤，可能发生皮肤破损现象。产生皮肤破损的原因包括：

（1）按摩手法操作不规范，如擦法未使用介质、力量过大而使皮肤摩擦力过大，易发生皮肤破损。

（2）按摩手法刺激量过大，如按、揉、擦、搓等手法用力过大、过猛，时间过长等。

（3）保健按摩师未按规范要求剪短指甲，或佩戴饰物等划伤受术者的皮肤。

皮肤破损重在预防，保健按摩师应按规范修剪指甲、去除双手的首饰，保护自己的双手，避免过分粗糙。在按摩施术时应规范操作，掌握手法动作要领，控制按摩手法刺激量，不可时间过长、用力过大，在使用一些搓、擦等手法时使用按摩递（介）质，如滑石粉、石蜡油等，以保护、润滑皮肤。

> **皮肤破损的处理**
>
> ※ 暂停按摩操作，做止血、消毒等一般处理，伤口过大应及时到医院就诊。
>
> ※ 如需继续按摩操作，应避开皮肤破损部位。

学习单元二　按摩递质

按摩递质又称按摩介质，是保健按摩时的必备品。保健按摩在皮肤上进行操作时需要采用按摩递质进行施术。

一、按摩递质的作用

按摩递质可以起到下列作用：

1. 润滑作用

递质可以使按摩操作时更加灵活自如，如在背腰部、腰骶部使用擦法时，在局部涂擦按摩递质可以使按摩手法更为流畅自如，保证按摩手法可持续操作。

2. 保护作用

保护保健按摩师及受术者的皮肤，防止在按摩操作时双方皮肤破损。涂上按摩递质后双方的皮肤更加滋润、柔滑，在一些皮肤柔嫩处减少摩擦造成的损伤，如推桥弓穴，在涂上按摩递质后可以有效保护受术者局部皮肤。

3. 增效作用

按摩递质中含有舒筋通络、利水消肿、活血化瘀、温通发散等作用的成分，在透皮作用和按摩手法作用下，这些成分能充分渗透于体内，发挥相应作用，以增强保健按摩的效果。如在肌肉酸痛的部位适当涂一些红花油后再进行按摩操作，按摩操作手法与药物的化瘀止痛作用可以形成叠加效应。

二、常用按摩递质的分类

根据按摩递质的基质特点，可以分为膏类、油类、乳类及粉类四种类型，具体成分、特点、功效及适用范围见表2-1。

表2-1 各类按摩递质的成分、特点、功效及适用范围

按摩递质的类型	主要成分	特点及功效	适用范围
膏类	主要由油性基质构成，如凡士林、羊毛脂等，可以在其中加入冬青油、松节油、艾叶油等	润滑性和保湿性强，不仅可以增强按摩效果，同时还可以对受术者的局部皮肤起到润燥保湿作用	春、秋、冬季多用，比较适合皮肤干燥的老年人群
油类	主要由油性基质（如甜杏仁油、橄榄油、荷荷巴油等）构成。在使用时可以在油中加入3~5滴精油（如艾叶精油、玫瑰精油、薄荷精油、生姜精油、鼠尾草精油等）	润滑性和保湿性强，相对于膏剂，油剂的质地更为润泽和细腻，特别受到女性受术者的喜爱。也可以根据宾客的需求和喜好，适当添加精油。如经常觉得四肢手脚冰凉、腹部凉者，可以加入艾叶精油、生姜精油；睡眠不佳者，可以加入薰衣草精油；情绪紧张者，可以加入玫瑰精油等	四季均可使用

续表

按摩递质的类型	主要成分	特点及功效	适用范围
乳类	主要由乳状基质构成，乳中可以加入精油、中药提取物等成分	较膏剂和油剂更易渗透，使用后局部皮肤不宜产生油腻感，受术者感觉较舒适	四季均可使用
粉类	主要由滑石粉构成，亦可以加入适当的中药粉	具有润滑肌肤、吸水的功效。使用滑石粉进行按摩可以使局部保持干爽、润滑的状态，保护保健按摩师和受术者的皮肤	四季均可使用，但以夏季多用，特别适合出汗较多的宾客

三、按摩递质的选择和使用要求

按摩递质可以根据按摩施术的需求、受术者的肤质以及个人喜好选择。对皮肤干燥、粗糙的人宜选用膏剂和油剂，对皮肤油性较大的人宜选用乳剂，对容易出汗的人宜选用粉剂。按摩递质在使用时应注意：

（1）确保按摩递质在保质期内，无变质、无沉淀、无浑浊等。

（2）仔细阅读所选用按摩递质的说明书，按要求使用。

（3）涂按摩递质的部位应充分暴露。

（4）用量适当。

（5）皮肤过敏、破损，或有皮肤病等异常情况时，应禁用按摩递质。

（6）在使用按摩递质时或使用后，应注意观察受术者的皮肤情况，如有过敏现象，应立即停用此种按摩递质，并暂时停止局部按摩。

模块 三
人体解剖学知识

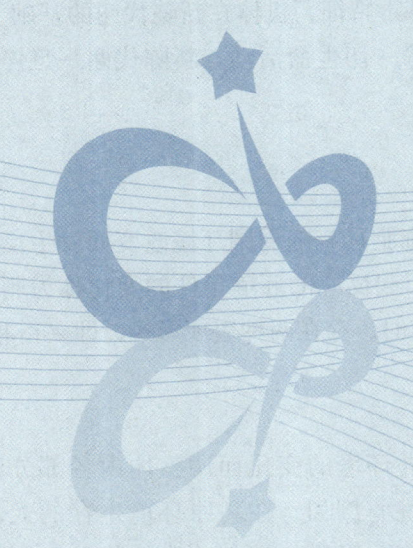

学习单元一　人体解剖学基础

一、人体生理活动基本规律

1. 新陈代谢

机体主动与环境进行物质和能量交换的过程，称为新陈代谢，包括合成代谢（同化作用）和分解代谢（异化作用）两个方面。新陈代谢是生命的最基本特征，机体在新陈代谢的基础上表现出生长、发育、生殖、运动等一切生命活动。新陈代谢一旦停止，生命活动也就停止。

2. 兴奋性

一切活组织或细胞具有随周围环境改变而发生反应的能力或特性，称为兴奋性。引起反应的环境条件的变化称为刺激。活体组织在接受刺激发生反应时，存在两种表现形式，即兴奋和抑制。

3. 适应性

机体根据内、外环境的变化而调整体内各部分活动和相互关系的功能称为适应性。例如，在高原环境生存的人，血液中红细胞和血红蛋白会增加，以增加运氧能力。物种级别越高，适应性越强。

4. 生殖

生物体生长发育到一定阶段后，能够产生与自己相似的子代个体，这种功能称为生殖或自我复制。

二、人体解剖学姿势和常用术语

人体解剖学姿势是身体直立，面向前，两眼向正前方平视，上肢自然下垂于躯干的两侧，手掌朝前，两足平行，足尖朝前，如图 3-1 所示。

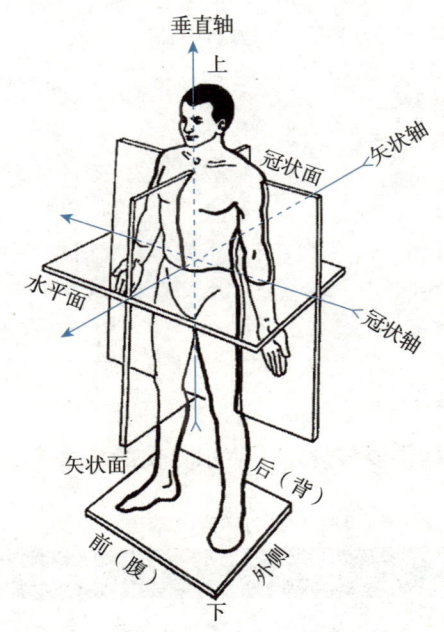

图 3-1　人体方位术语及三轴三面示意图

1. 轴与面

人体有互相垂直的三个轴，即垂直轴、矢状轴和冠状轴。这些轴在描述身体和关节运动时，非常重要。依据上述三种轴，人体还可以设立互相垂直的三个面，即矢状面、冠状面与水平面。人体解剖中轴与面的具体说明见表3-1。

表3-1　人体解剖中的轴与面

	名称	说明
轴	垂直轴	上、下方向，垂直于水平面，与人体长轴平行的轴
	矢状轴	前、后方向，与水平面平行，与人体长轴垂直的轴
	冠状轴（或称额状轴）	左、右方向，与水平面平行，与前两个轴相垂直的轴
面	矢状面	按矢状轴方向，将人体纵断为左、右两部分的断面
	冠状面	按冠状轴方向，将人体分为前、后两部分的断面，也称为额状面
	水平面	与矢状面和冠状面垂直并与地平面平行，将人体分为上、下两部分的断面，又称横断面

2. 方位术语

按照上述解剖学姿势规定了表示方位的术语，见表3-2。

表3-2　解剖学方位术语说明

方位术语	说明
上、下	近头者为上，近足者为下
前（腹侧）、后（背侧）	距身体腹面近者为前，距人体背面近者为后
内、外	描述空腔器官相互位置关系的术语；近内腔者为内，远离内腔者为外

续表

方位术语	说明
近侧、远侧	用于四肢，距躯干近者为近侧，远离躯干者为远侧
内侧、外侧	距人体正中矢状面近者为内侧，远离正中矢状面者为外侧
尺侧和桡侧（上肢） 胫侧和腓侧（下肢）	描述四肢与正中矢状面相对位置的术语。其中上肢以桡骨和尺骨定位，在桡骨侧的即为桡侧，尺骨侧即为尺侧；下肢以胫骨和腓骨定位，在胫骨侧的为胫侧，腓骨侧即为腓侧

三、组织、器官与系统

1. 组织

人体的组织可以分为四种基本类型，即上皮组织、结缔组织、肌组织和神经组织。

（1）上皮组织

上皮组织由密集排列的细胞组成。细胞间质较少，呈膜状被覆在人体的表面或衬贴在体腔和管腔的内表面。上皮组织内神经末梢丰富，感觉敏锐，但无血管，具有保护、分泌、吸收、排泄和感觉等功能。上皮组织可以分为被覆上皮和腺上皮两类。

（2）结缔组织

结缔组织由细胞和大量细胞间质构成。广义的结缔组织包括固有结缔组织、软骨、骨和血液，一般所说的结缔组织仅指固有结缔组织。结缔组织在体内广泛分布，具有连接、支持、营养、保护等功能。结缔组织又分为疏松结缔组织（如皮下组织）、致密结缔组织（如真皮、肌腱、韧带、软骨膜）、脂肪组织等。

（3）肌组织

肌组织主要由肌细胞组成，肌细胞细长，呈纤维状，又称为肌纤维。肌组织可以分为骨骼肌、心肌和平滑肌。

（4）神经组织

神经组织由神经细胞和神经胶质细胞构成。神经细胞又称神经元，是神经系统基本的结构和功能单位，具有感受刺激、整合信息和传导冲动的功能。神经胶质细胞对神经元起着支持、营养、保护、绝缘和修复等作用。

2. 器官与系统

组织是构成人体各器官和系统的基础，由几种组织相互结合成为具有一定形态和功能的结构称为器官，如心、肝、脾、肺、肾、胃、大肠、小肠等。在组织和结构上密切相关的一系列器官联合起来共同执行某项生理活动，便构成一个系统。人体可以分为运动、消化、呼吸、泌尿、生殖、循环、内分泌、感受器及神经九个系统。在本模块中我们主要介绍运动系统和神经系统。

学习单元二　　运动系统

运动系统包括骨、骨连结和骨骼肌。其中骨以不同形式连结在一起，构成骨骼，形成了人体的基本形态，并为肌肉提供附着。在神经支配下，肌肉收缩，牵拉其所附着的骨，以可动的骨连结为枢纽，产生运动。

运动系统主要的功能包括三个方面：一是运动，无论是简单的移位还是复杂活动，如书写等，都是由运动系统实现的；二是支持，三者构成人体基本形态，维持身体姿势；三是保护，运动系统形成的多个体腔，如颅腔、胸腔、腹腔和盆腔，起到保护脏器的作用。

一、骨

1. 骨的构成

骨骼主要由骨质、骨膜和骨髓构成。骨质由骨组织构成，分骨密质和骨松质。骨密质分布于骨的表面，致密坚硬，耐压性强。骨松质呈海绵状，由相互交织的骨小梁排列而成，分布于骨的内部。骨膜分布于新鲜骨表面除关节面外的部分，含有丰富的神经和血管，对骨的营养、再生和感觉有重要的作用。骨髓充填于骨髓腔和骨松质网眼内，幼年时期骨髓具有造血功能，呈红色，称红骨髓，5岁以后逐渐被脂肪组织代替，呈黄色，称黄骨髓。

2. 骨的形态

骨根据形态可以分为长骨、短骨、扁骨和不规则骨，如图 3-2 所示。长骨呈长管状，分布于四肢，分一体两端，如股骨。短骨形似立方体，多成群分布于连结牢固且较灵活的部位，如腕骨和跗骨。扁骨呈板状，主要构成颅腔、胸腔和盆腔的壁，起保护作用，如颅骨和肋骨。不规则骨形状不规则，如椎骨。有些不规则骨内有腔洞，称含气骨，如上颌骨。

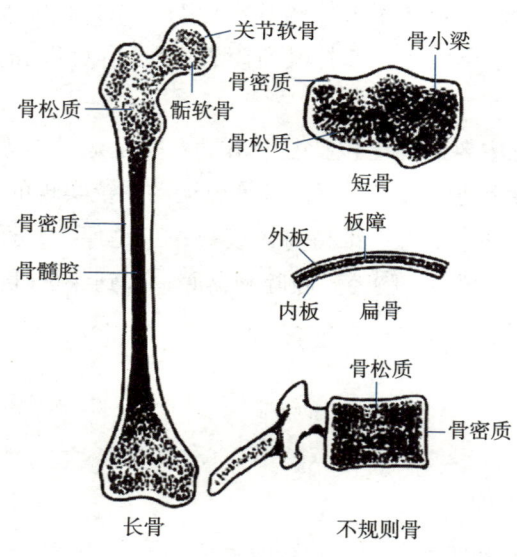

图 3-2　骨的形态

3. 骨的分布

成人有 206 块骨，全身骨根据部位分为颅骨、躯干骨、上肢骨、下肢骨四部分。各部分包含骨的名称及数量如图 3-3 所示。

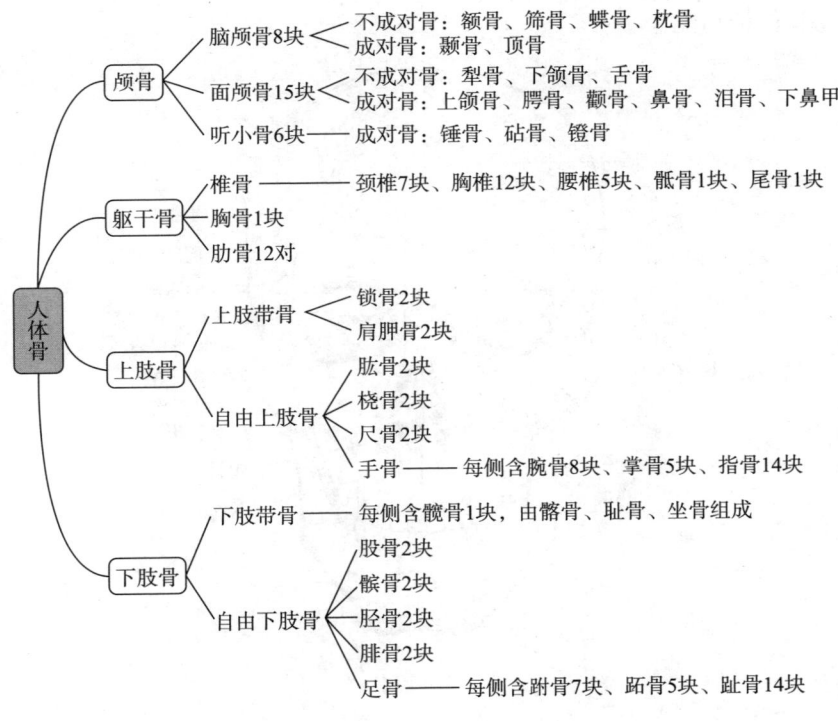

图 3-3 全身骨的分布

下面对颅骨、躯干骨、上肢骨、下肢骨分别进行介绍。

（1）颅骨（见图 3-4）

颅位于脊柱上方，由 23 块扁骨和不规则骨（中耳的 6 块听小骨）组成。除下颌骨和舌骨以外，其他颅骨借缝或软骨牢固连结。颅分为后上部的脑颅和前下部的面颅，二者以眶上缘和外耳门上缘的连线为分界线。

（2）躯干骨

1）脊柱。24 块椎骨、1 块骶骨、1 块尾骨借骨连结形成脊柱，构成人体的中轴，上端承载颅，下端连结下肢带骨，具有支持、运动和保护功能。

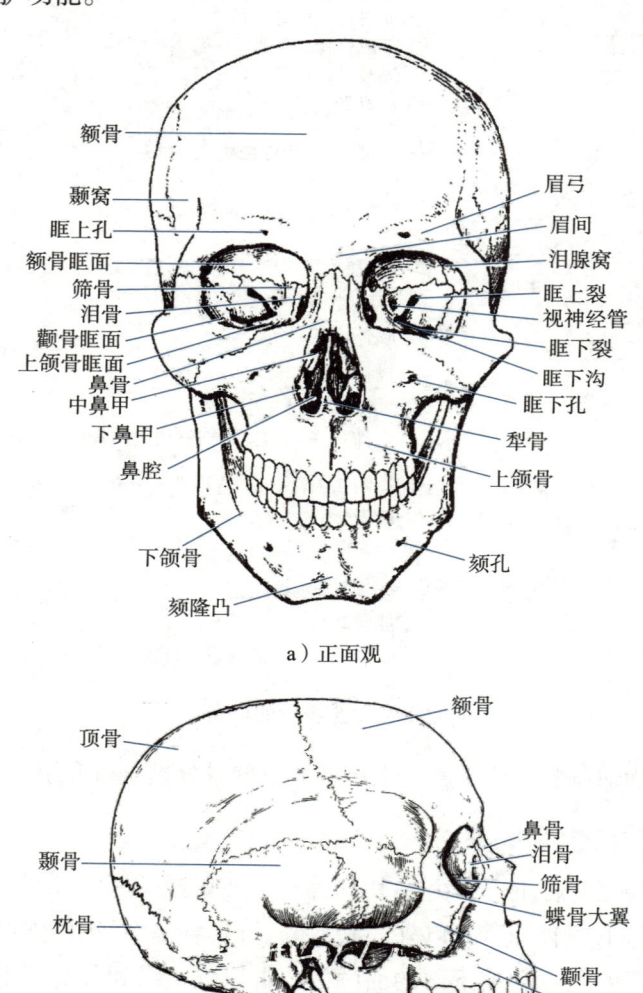

a）正面观

b）侧面观

图 3-4 颅

椎骨由前方短圆柱形的椎体和后方板状的椎弓组成。椎体与椎弓共同围成椎孔，各椎孔贯通，构成容纳脊髓的椎管。椎体借椎间纤维软骨与邻近椎骨相接。第7颈椎（见图3-5）又名隆椎，棘突最长，末端不分叉，活体易于触及，常作为计数椎骨序数的标志，其下定位督脉大椎穴。胸椎关节突关节面几乎呈冠状位，上关节突关节面朝向后，下关节突关节面朝向前。胸椎棘突较长，向后下方倾斜，呈叠瓦状排列。腰椎椎体粗壮，棘突宽而短，呈板状，水平后伸，棘突的间隙较宽，临床上可以在此处作腰椎穿刺术。

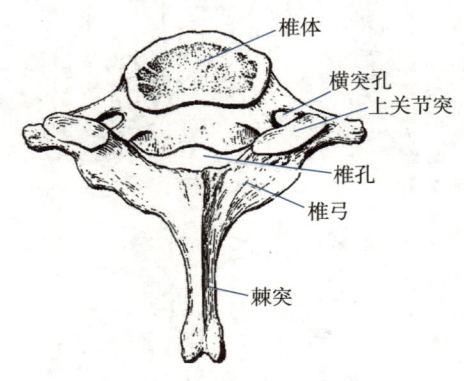

图3-5　隆椎

骶骨（见图3-6）由5块骶椎融合而成，呈三角形，底向上，尖向下，中央有骶管，背面正中线上外侧有4对骶后孔，外侧部上宽下窄，有耳状面，与髂骨的耳状面构成骶髂关节。

尾骨由3～4块退化的尾椎长合而成，如图3-6所示。

2）胸廓。胸廓由12块胸椎、12对肋、1块胸骨通过椎间盘、韧带、关节连结而成，具有支持和保护、参与呼吸运动等功能。其中胸骨位于胸前壁正中，分胸骨柄、胸骨体和剑突三部分。胸骨柄与胸骨体连接处微向前突，称胸骨角，可以在体表扪到，两侧平对第2肋，是计数肋的重要标志。肋由肋骨与肋软骨组成，共12对，第1～7对肋前端与胸骨连接，称真肋。第8～10对肋前端借肋软骨与上位肋软骨连接，形成肋弓，称假肋。第11～12对肋前端游离于腹壁肌层中，称浮肋。

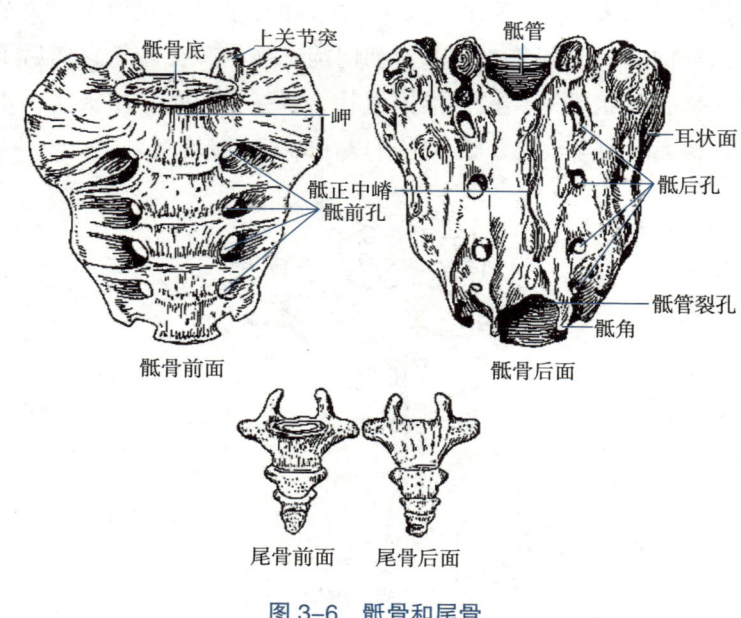

图3-6　骶骨和尾骨

（3）上肢骨

1）上肢带骨。上肢带骨包括锁骨和肩胛骨。锁骨呈横"～"形弯曲，其内侧2/3凸向前，外侧1/3凸向后，全长可以在体表扪到。肩胛骨为三角形扁骨，贴于胸廓后外面，可以分二面、三缘和三个角，如图3-7所示。肩胛上角平对第2肋，肩胛下角，平对第7肋或第7肋间隙，为计数肋的标志。

2）自由上肢骨。自由上肢骨包括肱骨、桡骨、尺骨和手骨。

肱骨（见图3-8）上端有朝向内后上方呈半球形的肱骨头，与肩胛骨的关节盂相关节。肱骨头的外侧和前方有隆起的大结节和小结节，两结节间有一纵沟，称结节间沟。肱骨下端与桡骨和尺骨相关节，如图3-8所示。

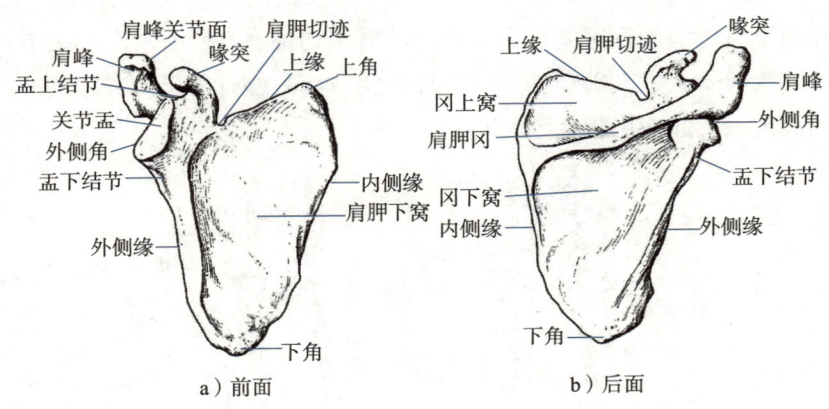

图3-7 肩胛骨

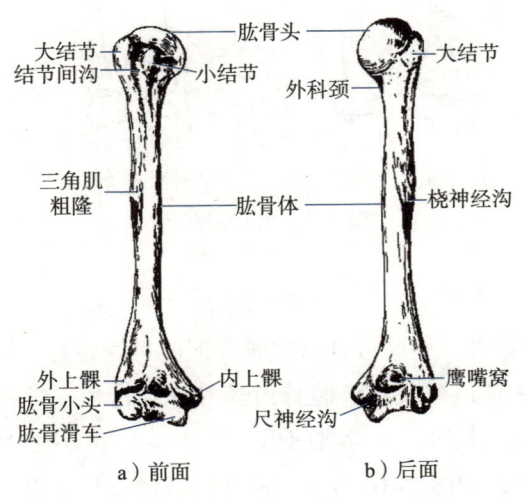

图3-8 肱骨

桡骨（见图3-9）位于前臂外侧部，上端膨大称桡骨头，与肱骨关节，周围的环状关节面与尺骨相关节；下端外侧向下突出，称桡骨茎突。下端内面有尺切迹，与尺骨头相关节。

尺骨（见图3-9）位于前臂内侧，上端后上方突起称鹰嘴，上端前下方的突起称冠突，两突之间的滑车切迹，与肱骨滑车相关节；下端为尺骨头，其前、外、后有环状关节面与桡骨的尺切迹相关节，下面内侧突起称尺骨茎突。

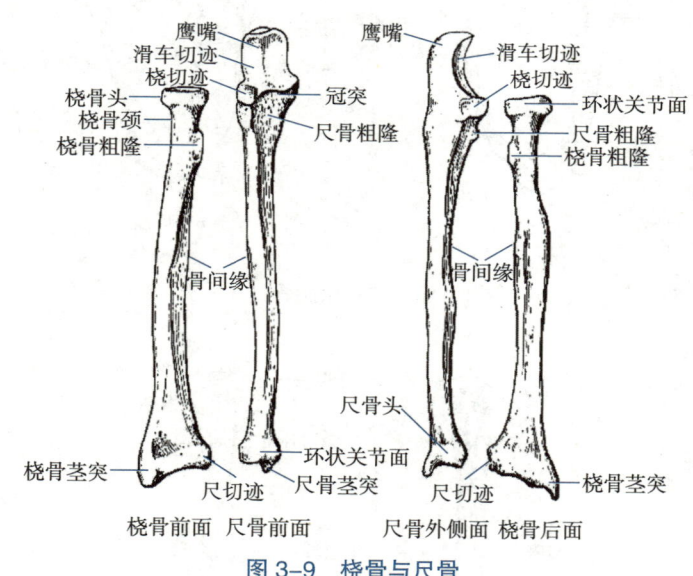

图3-9 桡骨与尺骨

（4）下肢骨

1）下肢带骨。下肢带骨指髋骨，下肢每侧各有1块髋骨，左右髋骨与骶、尾骨组成骨盆。髋骨由髂骨、耻骨和坐骨组成，三骨会合于髋骨外侧的髋臼，三骨之间借软骨相连，至16岁左右时三骨完全融合为一块，如图3-10所示。髂骨构成髋骨后上部，上部上缘有髂嵴，髂嵴前端突出称髂前上棘，后端突出称髂后上棘。耻骨构成髋骨前下部,分耻骨上支、耻骨下支和耻骨体三部分,上、下支移行处内侧呈椭圆形粗糙面,称耻骨联合面,两侧联合面借软骨相接,构成耻骨联合。坐骨构成髋骨后下部,分坐骨体和坐骨支,会合处较肥厚粗糙为坐骨结节,体表易触及。坐骨与耻骨共同围成闭孔。

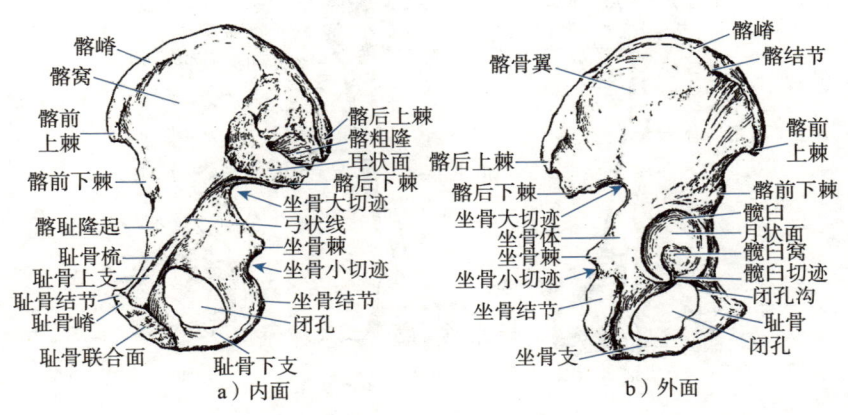

图 3-10 髋骨

2)自由下肢骨。自由下肢骨包括股骨、髌骨、胫骨、腓骨和足骨。

股骨是人体最粗、最长的长骨,约为体高的 1/4,上端有朝向前内上的股骨头与髋臼相关节,头下外侧的狭细部称股骨颈,股骨颈与股骨体连接处上外侧的方形隆起称大转子,是重要的体表标志,可以在体表扪到。股骨下端有两个向后突出的膨大,为内侧髁和外侧髁。两髁的前面、下面和后面都是光滑的关节面,与髌骨及胫骨的内侧、外侧髁相关节,如图 3-11 所示。

髌骨(见图 3-11)是人体最大的籽骨,位于股骨下端前面,在股四头肌腱内,与股骨髌面相关节,可以在体表扪到。

胫骨(见图 3-12)位于小腿内侧,上端膨大向两侧突出,形成内侧髁和外侧髁,与股骨内侧、外侧髁相关节。下端稍膨大,其内下有一突起，称内踝。

腓骨（见图3-12）细长，位于胫骨后外方，上端腓骨头与胫骨相关节，下端膨大，形成外踝。

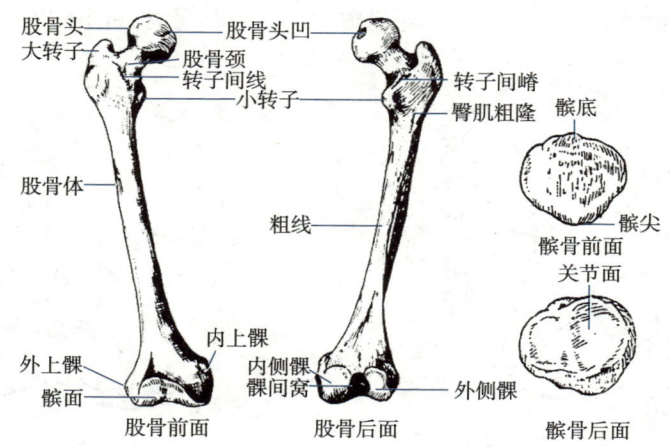

图 3-11　股骨和髌骨

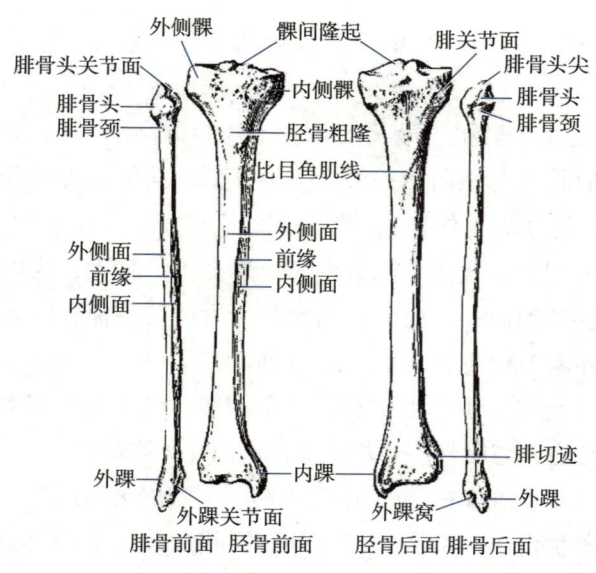

图 3-12　胫骨和腓骨

二、骨连结

骨与骨之间借纤维结缔组织、软骨或骨相连，形成骨连结。

1. 骨连结的分类

按骨连结的不同方式，可以分为直接连结和间接连结两大类。直接连结是骨与骨借纤维结缔组织或软骨连结，较牢固、不活动或少许活动。间接连结又称为关节，具有较大的活动性。关节主要由关节面、关节囊和关节腔组成。其辅助结构包括韧带、关节盘和关节唇、滑膜襞和滑膜囊。关节的运动形式包括屈和伸、内收和外展、内旋和外旋、移动和环转，不同关节的运动形式也不尽相同。

2. 主要的骨连结

（1）脊椎

椎骨之间借椎间盘、韧带和关节连结形成脊柱。椎间盘是连结相邻两个椎体的纤维软骨盘（第1颈椎及第2颈椎之间除外），如图3-13所示。椎间盘由中央部的柔软而有弹性髓核和周围部坚韧的纤维环构成，起"弹性垫"样作用，可以缓冲外力对脊柱的震荡，增加脊柱的运动幅度。脊柱运动在相邻两椎骨之间是有限的，但整个脊柱的活动范围较大，可以作屈、伸、侧屈、旋转和环转运动，颈腰段活动范围较大，胸段活动范围较小。脊椎有曲度，可以分为颈曲、胸曲、腰曲和骶曲如图3-14所示。

（2）肩关节

肩关节为全身最灵活的关节，可以作三轴运动及环转运动，由肱骨头与肩胛骨关节盂构成，如图3-15所示。肱骨头呈半球形且较大，关节盂浅而小，关节囊薄而松弛。

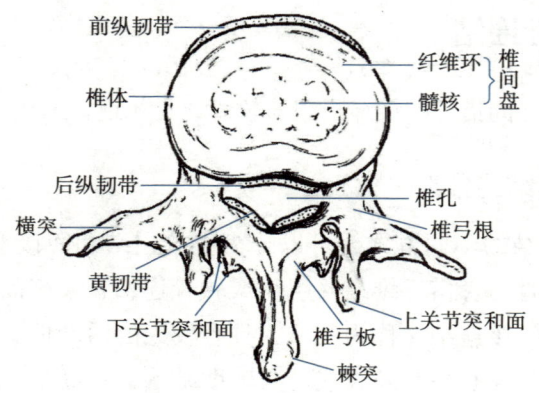

图 3-13 椎间盘

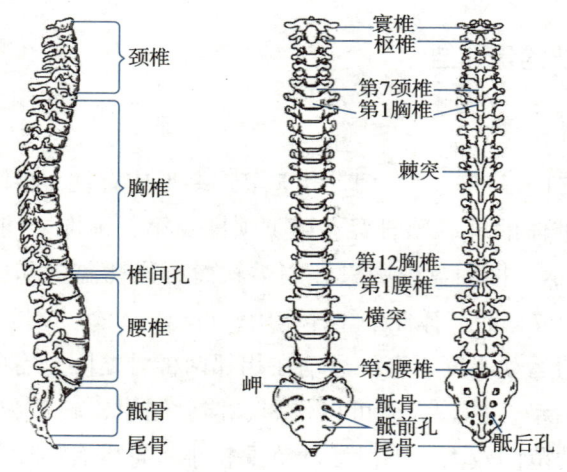

图 3-14 脊椎示意图

（3）髋关节

髋关节（见图 3-16）由髋臼与股骨头构成，髋臼周缘附髋臼唇以增加髋臼的深度，关节囊紧张而坚韧，髋关节可以作三轴的屈、伸、展、收、旋内、旋外以及环转运动，运动幅度不及肩关节，而具有较大的稳固性，以适应其承重和行走的功能。

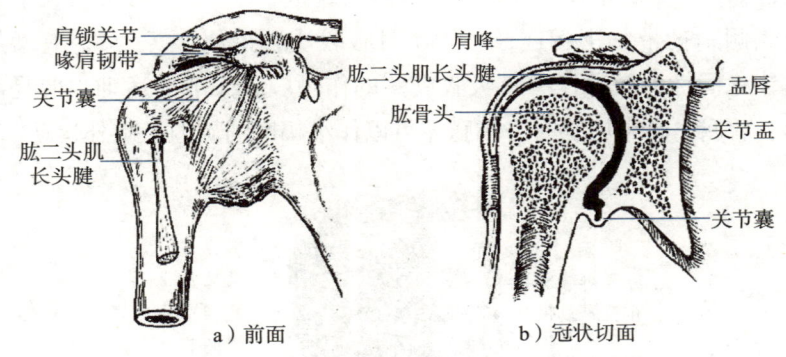

图 3-15　肩关节

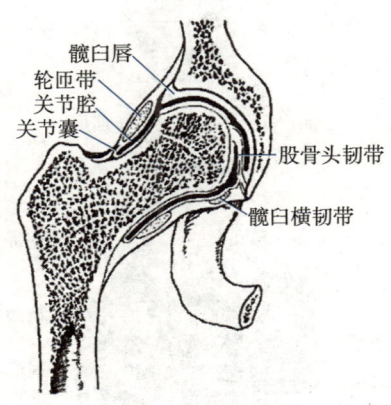

图 3-16　髋关节

（4）膝关节

膝关节由股骨内侧、外侧髁，胫骨内侧、外侧髁和髌骨构成，是人体内最大、最复杂的关节，如图 3-17 所示。膝关节囊阔薄而松

47

弛，周围有较多的韧带加固，前壁为髌韧带，内侧壁为胫侧副韧带，外侧壁为腓侧副韧带、囊内有前、后交叉韧骨等。膝关节内有半月板，如图3-18所示。内侧半月板较大，呈"C"形，外缘与关节囊及胫侧副韧带紧密相连；外侧半月板较小，近似"O"形，有增加关节稳固性、缓冲压力、吸收震荡的作用。膝关节的运动主要是前伸、后屈，在半屈膝时，小腿还可以作小幅度的旋内、旋外运动。

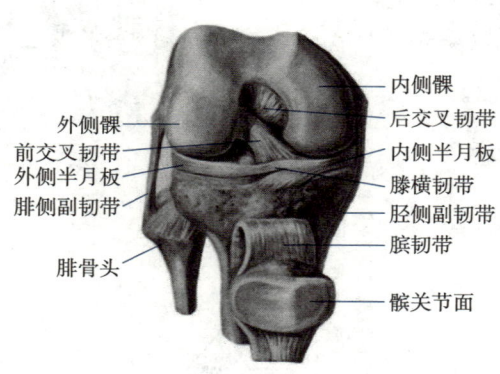

a）右侧膝关节屈位（前面）

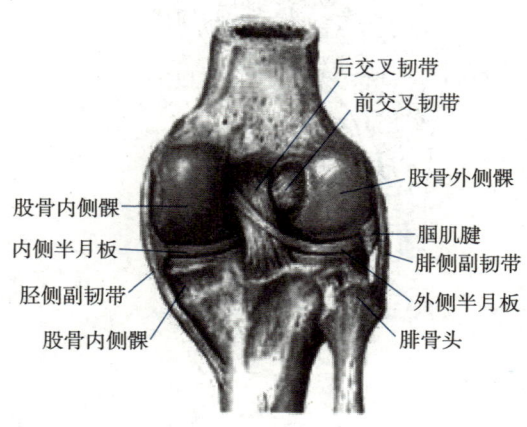

b）右侧膝关节伸位（后面）

图3-17 膝关节

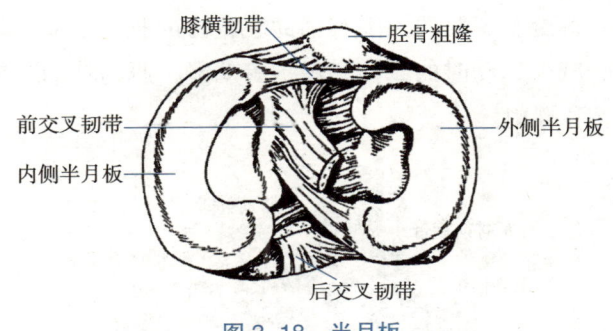

图 3-18 半月板

(5) 踝关节

踝关节（见图 3-19）由胫、腓骨的下端与距骨滑车构成，两侧有韧带增厚加强，内侧有内侧韧带（或称三角韧带），外侧韧带由不连续的 3 条独立的韧带组成，前为距腓前韧带，中为跟腓韧带，后为距腓后韧带，均较薄弱。踝关节主要在冠状轴上作背屈（伸）和跖屈（屈）运动。

三、骨骼肌

骨骼肌是运动系统的动力部分，多数附着于骨骼。少数附着于皮肤的肌肉，称为皮肌。骨骼肌在人体分布极为广泛，有 600 多块，约占体重的 40%。骨骼肌的形态多样，按其外形大致可以分为长肌、短肌、阔肌和轮匝肌四种，如图 3-20 所示。

骨骼肌的功能是收缩，肌的工作方式包括静力作用和动力作用。静力作用是指肌具有一定张力，使身体各部分之间保持一定姿势，取得相对平衡，如站立、坐位和体操中的静止动作。动力作用是指肌具有一定的收缩力，通过杠杆运动使身体完成各种动作。

骨骼肌由肌腹和肌腱两部分组成，肌腹色红而柔软，有收缩功能，肌腱色白、强韧而无收缩功能，位于肌腹的两端，阔肌的肌腱呈薄膜状,称腱膜。肌的周围有辅助装置协助肌的活动,具有保持肌的位置、减少运动时的摩擦和保护等功能,肌的辅助装置包括筋膜、滑膜囊和腱鞘。

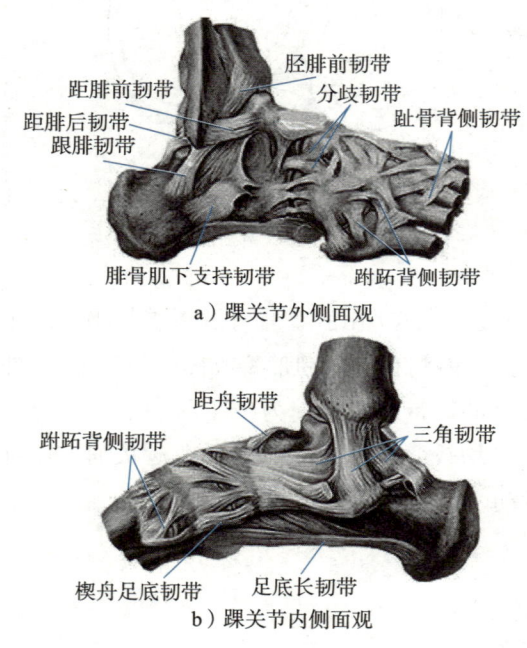

图 3-19 踝关节

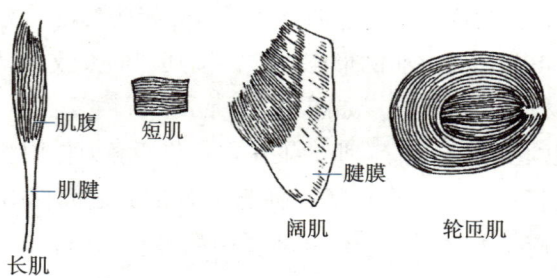

图 3-20 肌的形态

表 3-3 说明了人体部分骨骼肌的起止点及主要功能。

模块三 | 人体解剖学知识

表 3-3 人体部分骨骼肌起止点及主要功能

表属分部	肌肉名称	起止点	主要功能	图示
颈部肌群	胸锁乳突肌	起点：胸骨柄前面和锁骨的胸骨端，两头会合斜向后上方 止点：颞骨乳突	一侧肌收缩使头向同侧倾斜，脸转向对侧；两侧收缩可以使头后仰	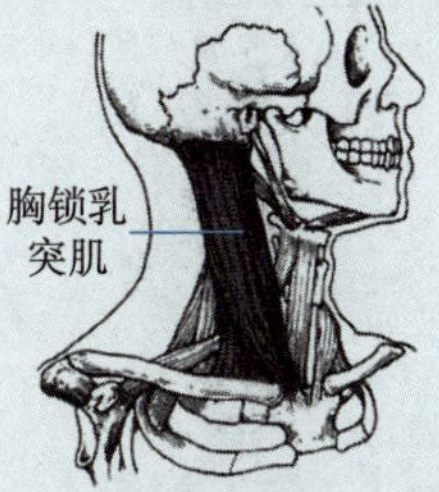 胸锁乳突肌
	前斜角肌、中斜角肌和后斜角肌	起点：颈椎横突 止点：前、中斜角肌止于第1肋，后斜角肌止于第2肋	一侧肌收缩，使颈侧屈；两侧肌同时收缩可以上提第1肋、第2肋	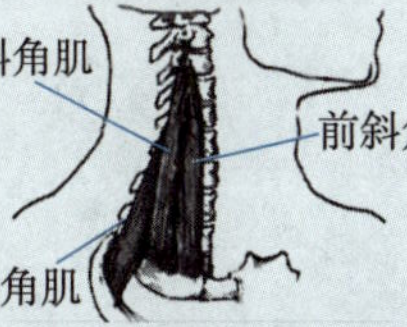 前斜角肌 中斜角肌 后斜角肌
躯干肌	斜方肌	起点：上项线、枕外隆凸、项韧带和全部胸椎的棘突，上部肌束斜向外下方，中部的肌束平行向外，下部的肌束斜向外上方 止点：锁骨的外侧1/3部、肩峰和肩胛冈	肩胛骨向脊柱靠拢，上部肌束上提肩胛骨，下部肌束使肩胛骨下降。肩胛骨固定，一侧肌收缩使颈向同侧屈，脸转向对侧，两侧同时收缩可以使头后仰	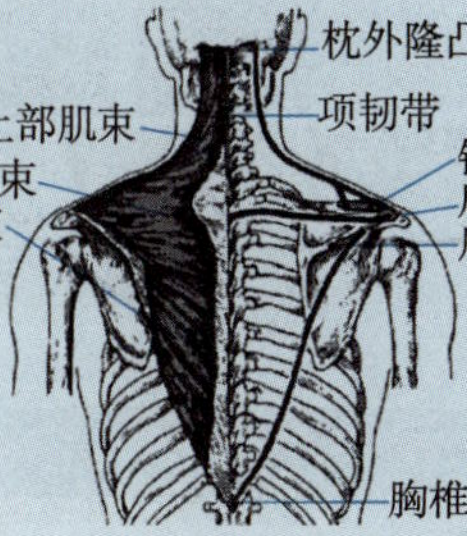 枕外隆凸 项韧带 锁骨 肩峰 肩胛冈 上部肌束 中部肌束 下部肌束 胸椎棘突

续表

表属分部	肌肉名称	起止点	主要功能	图示
躯干肌	背阔肌	起点：下6个胸椎的棘突、全部腰椎的棘突、骶正中嵴及髂嵴后部，肌束向外上方经肱骨的内侧至其前方 止点：肱骨小结节嵴	使肱骨内收、旋内和后伸。当上肢上举固定时，可以引体向上	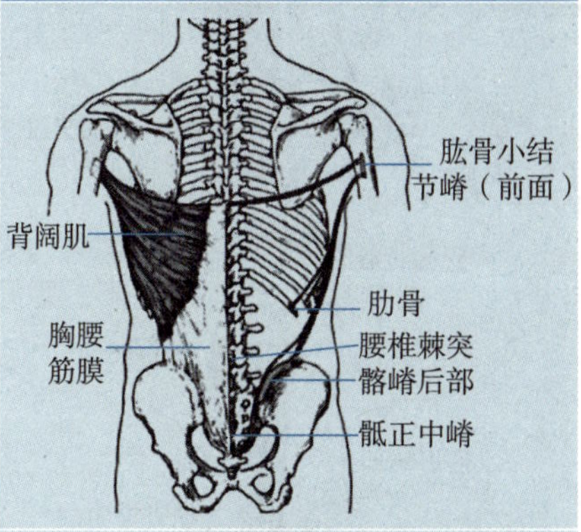 （标注：肱骨小结节嵴（前面）、肋骨、腰椎棘突、髂嵴后部、骶正中嵴、背阔肌、胸腰筋膜）
	竖脊肌	起点：骶骨背面和髂嵴的后部，向上分出三群肌束 止点：椎骨和肋骨，向上到达颞骨乳突	使脊柱后伸和仰头，一侧收缩使脊柱侧屈	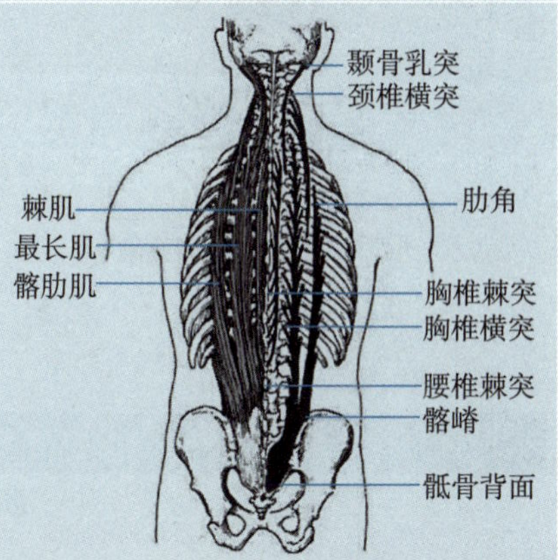 （标注：颞骨乳突、颈椎横突、胸椎棘突、胸椎横突、腰椎棘突、髂嵴、骶骨背面、肋角、棘肌、最长肌、髂肋肌）

续表

隶属分部	肌肉名称	起止点	主要功能	图示
躯干肌	胸大肌	起点：锁骨的内侧半，胸骨和第1肋至第6肋软骨等处，肌束聚合向外 止点：肱骨大结节嵴	使肩关节内收、旋内和前屈。如上肢固定，可以提躯干，与背阔肌一起完成引体向上的动作，也可以提肋以助吸气	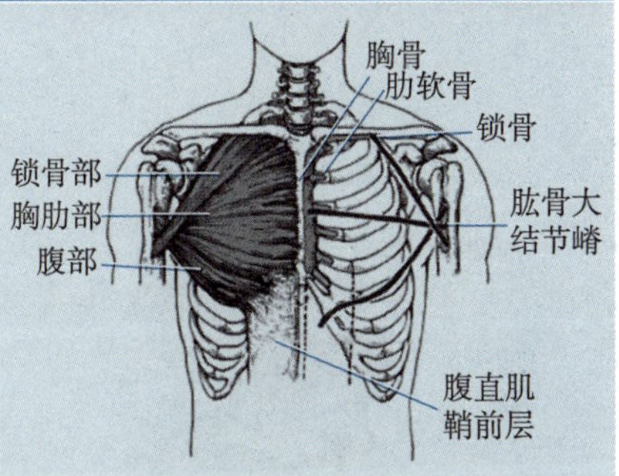
	腹直肌	起点：耻骨联合和耻骨嵴，肌束向上 止点：胸骨剑突和第5肋至第7肋软骨的前面	下固定时，两侧肌肉收缩使脊柱前屈，一侧收缩，使脊柱侧屈；上固定时，两侧收缩使骨盆后倾	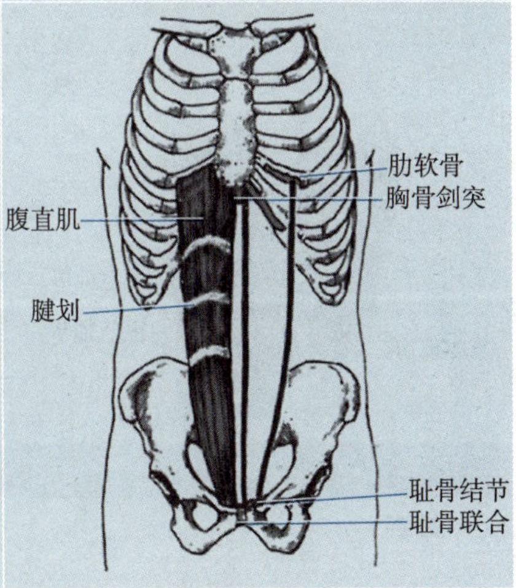

续表

隶属分部	肌肉名称	起止点	主要功能	图示
上肢肌	三角肌	起点：锁骨外侧段，肩峰和肩胛冈，肌束从前、外、后包裹肩关节，逐渐向外下方集中 止点：肱骨体中部外侧的三角肌粗隆	三角肌收缩使肩关节外展；三角肌前束可以使肩关节屈和旋内，三角肌中束使肩关节外展，三角肌后束能使肩关节伸和旋外	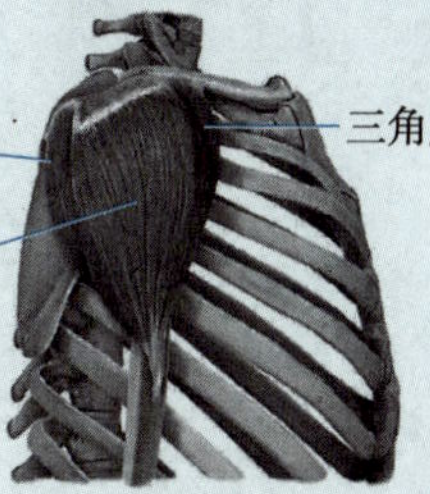 三角肌前束 三角肌后束 三角肌中束
	冈上肌	起点：冈上窝，肌束斜向外上方经肩峰和喙肩韧带的深面，跨越肩关节 止点：肱骨大结节的上部	外展肩关节	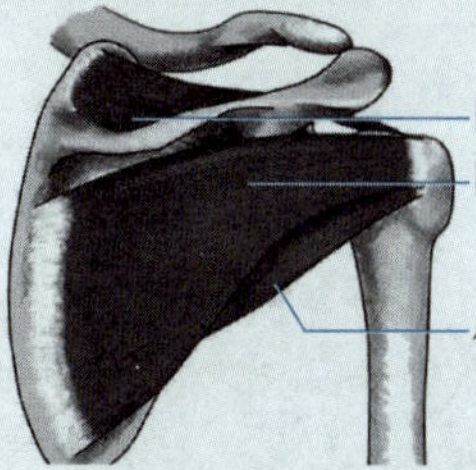 冈上肌 冈下肌 小圆肌
	冈下肌	起点：冈下窝，肌束向外经肩关节节后面 止点：肱骨大结节的中部	使关节旋外	

续表

表属分部	肌肉名称	起止点	主要功能	图示
上肢肌	肱二头肌	起点：两个头，长头以长腱起自肩胛骨盂上结节，通过肩关节囊，经结节间沟下降；短头起自肩胛骨喙突，两头在臂的下部合并成一个肌腹，向下移行为肌腱。止点：桡骨粗隆	屈肘；协助屈肩关节；当前臂在旋前位时，能使其旋后	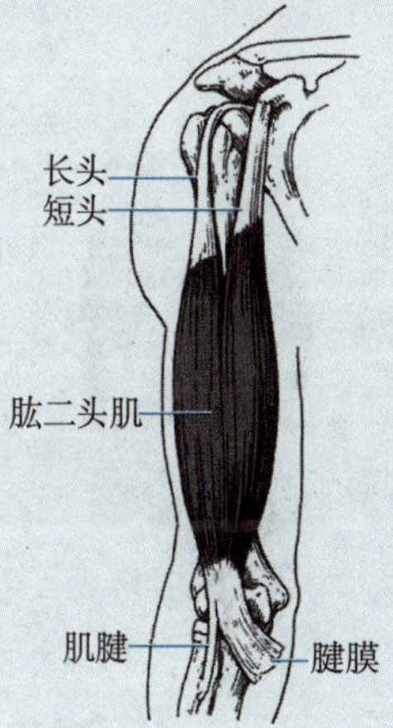 （长头、短头、肱二头肌、肌腱、腱膜）
	肱三头肌	起点：三个头，长头以长腱起自肩胛骨盂下结节，向下经过大、小圆肌之间；外侧头与内侧头分别起自肱骨后面桡神经沟的外上方和内下方的骨面。止点：三个头汇合以肌腱止于尺骨鹰嘴	伸肘，长头还可以使臂后伸和内收	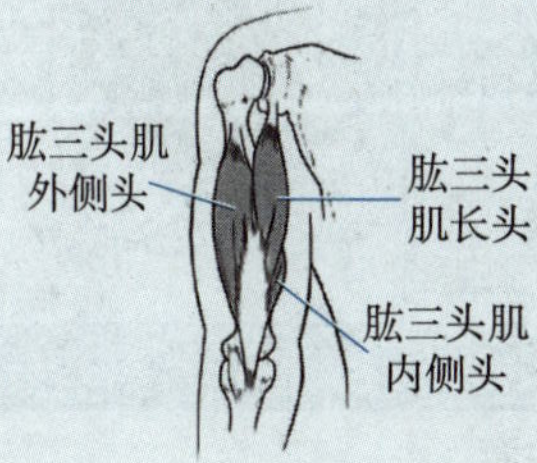 （肱三头肌外侧头、肱三头肌长头、肱三头肌内侧头）

续表

隶属分部	肌肉名称	起止点	主要功能	图示
下肢肌	臀大肌	起点：髂骨翼外面和骶骨背面，肌束斜向下外；止点：髂胫束和股骨的臀肌粗隆	使髋关节伸和旋外；在下肢固定时，伸直躯干，防止躯干前倾	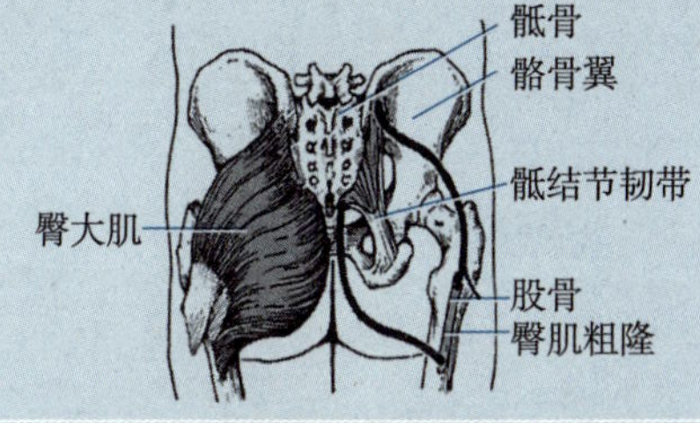 骶骨／髂骨翼／骶结节韧带／股骨／臀肌粗隆／臀大肌
	股四头肌	起点：四个头，即股直肌、股内侧肌、股中间肌、股外侧肌。股直肌起自髂前下棘；股内侧肌和股外侧肌分别起自股骨粗线内侧、外侧唇；股中间肌位于股直肌的深面，在股内侧肌、外侧肌之间，起自股骨体的前面。止点：四个头向下形成一腱，止于胫骨粗隆	伸膝关节、屈髋关节	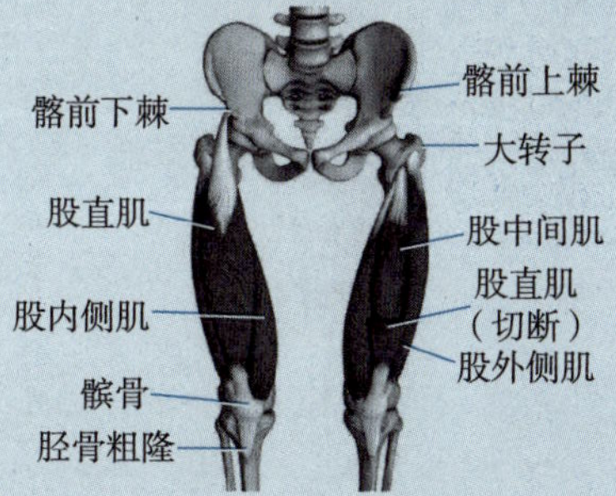 髂前上棘／大转子／股中间肌／股直肌（切断）／股外侧肌／髂前下棘／股直肌／股内侧肌／髌骨／胫骨粗隆

续表

隶属分部	肌肉名称	起止点	主要功能	图示
下肢肌	股二头肌	起点：长头起自坐骨结节，短头起自股骨粗线。止点：两头会合后，以长腱止于腓骨头	屈膝关节，伸髋关节	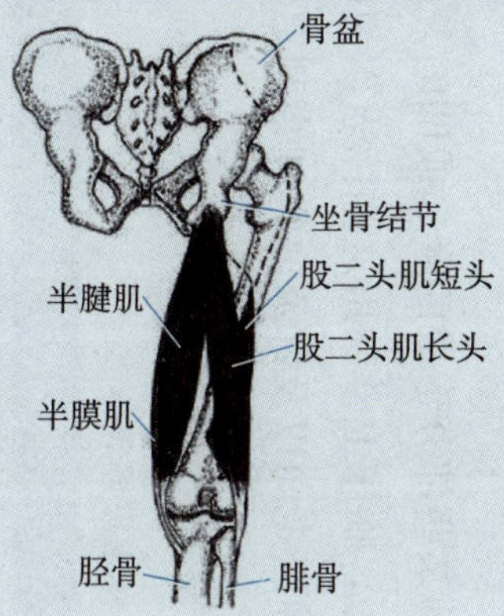
	小腿三头肌	起点：浅表的两个头称腓肠肌，起自股骨内侧、外侧髁的后面，内、外两头相合，约在小腿中部移行为肌腱。位置较深的一个头是比目鱼肌，起自腓骨后面的上部和胫骨的比目鱼肌线，肌束向下移行为肌腱，和腓肠肌的肌腱合成人体最粗大的跟腱。止点：跟骨	屈踝关节和屈膝关节。站立时固定踝关节和膝关节，以防止身体向前倾斜	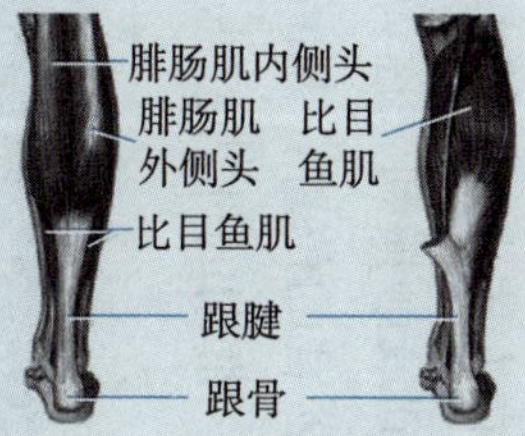

四、人体常见体表标志

在人体表面，常有骨或肌的某些部分形成的隆起或凹陷，可以被看到或触摸到，称为体表标志。临床上常利用这些标志作为确定深部器官的位置，判断血管和神经走向以及针灸取穴和穿刺定位的依据。常用的体表标志见表 3-4。

表 3-4　人体常见体表标志

部位	标志名称	具体位置及表现
头部	枕外隆突	为头后正中线上的骨性隆起
	乳突	为耳郭后下方的骨性突起
	眉弓	为眶上缘上方的横行隆起，位于眉毛深面
	下颌头	位于耳屏前方约一横指处、颧弓下方，张口、闭口运动时可移动
	下颌角	为下颌体下缘的后端
	舌骨	颈前上部正中，甲状软骨的上方
	颞肌	在咬紧牙关时，在颧弓上方、颞窝内的肌性隆起
	胸锁乳突肌	头转向一侧，颈部对侧由后上斜向前下的长条状肌性隆起
	人中	上唇外面中线上的纵行浅沟
胸腹部	锁骨	全长均可摸到；其内侧端膨大，突出于胸骨柄颈静脉切迹的两侧；其内侧 2/3 凸向前，外侧 1/3 凸向后
	喙突	在锁骨中、外 1/3 交界处下方一横指处，向后深按即可触及
	颈静脉切迹	胸骨柄上缘正中，平第 2 胸椎体下缘
	胸骨角	胸骨柄与胸骨体相接处形成的向前突出的横行隆起，两侧接第 2 肋，可以以此依次计数肋和肋间隙，向后平第 4 胸椎体下缘

续表

部位	标志名称	具体位置及表现
胸腹部	剑突	胸骨体下方、两侧肋骨之间的夹角处呈三角形凹陷
	腹直肌	腹前壁中线两侧,可被3~4条横沟分成多个肌腹,横沟下为腱划
	髂前上棘	为髂嵴的前端,在腹股沟外侧端处,为一骨性突起
	髂结节	在髂前上棘后上方5~7cm处,为髂嵴向外突出的隆起
	耻骨结节	为耻骨联合外上方(或腹股沟内侧端)的骨性隆起
	腹股沟	为腹部与股前部交界处的皮肤浅沟
背腰部	竖脊肌	在背纵沟的两侧,呈纵行隆起
	肩胛骨	位于皮下,可以摸到肩胛冈、肩峰、上角和下角。肩胛冈内侧端平第3胸椎棘突,上角平第2肋,下角平第7肋或第7肋间隙
	髂嵴	位于皮下,其两侧最高点的连线平第4腰椎棘突
	髂后上棘	为髂嵴的后端,瘦人为一骨性突起,而皮下脂肪较多者则为一皮肤凹陷;此棘平第2骶椎棘突
上肢部	肱骨大结节	在肩峰的外下方,为三角肌所覆盖
	肱骨小结节	在肩胛骨喙突的稍外方
	肱骨内外上髁	屈肘时,肘部两侧的最突出处
	尺骨鹰嘴	在肘后方突起,易摸到
	桡骨头	在肱骨外上髁下方,伸肘时在肘外后方容易摸到
	桡骨茎突	位于腕桡侧,为桡骨下端外侧方的骨性隆起
	尺骨茎突	位于腕背面尺侧,为尺骨下端的明显骨性隆起

续表

部位	标志名称	具体位置及表现
上肢部	肱二头肌	臂前面,其内侧、外侧各有一纵行浅沟,分别是肱二头肌内侧沟和肱二头肌外侧沟,内侧沟较为明显;肱二头肌肌腱于肘窝中线处可摸到
	腋前、后壁	上肢下垂时,在腋窝前、后见到的皮肤皱襞
下肢部	坐骨结节	为坐骨最低点,取坐位时与凳子相接触,在皮下易摸到
	股骨大转子	为股骨颈与体交界处向上外侧的方形隆起,在股外侧于髂结节下方约10 cm处可触及
	股骨内外侧髁	为股骨远侧端向两侧的膨大;内侧、外侧髁侧面最突出部为股骨内、外上髁
	胫骨内外侧髁	为胫骨近侧端向两侧的膨大;屈膝时,可以在髌韧带两侧触及
	髌韧带	为髌骨下方、连于髌骨与胫骨粗隆之间的纵行粗索
	胫骨粗隆	为胫骨内侧、外侧髁之间前下方的骨性隆起
	内踝、外踝	为踝部两侧的隆起,内踝稍高于外踝
	股四头肌	大腿前面的肌性隆起
	腓肠肌	形成小腿后面上部的肌性隆起,俗称"小腿肚"
	跟腱	在踝关节后上方的粗索,向下连于跟骨结节
	跟骨结节	为足部最后端的突出,为跟腱附着处
	臀股沟	臀沟,介于臀部与大腿后面之间,为一横行的沟

学习单元三　神经系统

神经系统包括颅腔内的脑、椎管内的脊髓以及与脑、脊髓相连的脑神经、脊神经，是人体内主要的功能调节系统，在人体生命活动过程中处于主导地位。人类神经系统特别是大脑皮质高度发达，不仅是各种感觉和运动的最高中枢，也是语言、思维活动的物质基础。

神经系统按其所在位置的不同可以分为中枢神经系统和周围神经系统两部分，中枢神经系统包括脑和脊髓，周围神经系统包括12对脑神经和31对脊神经。周围神经系统按其分布对象的不同可以分为躯体神经系统和内脏神经系统，又分别包含感觉神经和运动神经，其中内脏运动神经又可以分为交感神经和副交感神经。神经系统组成如图3-21所示。

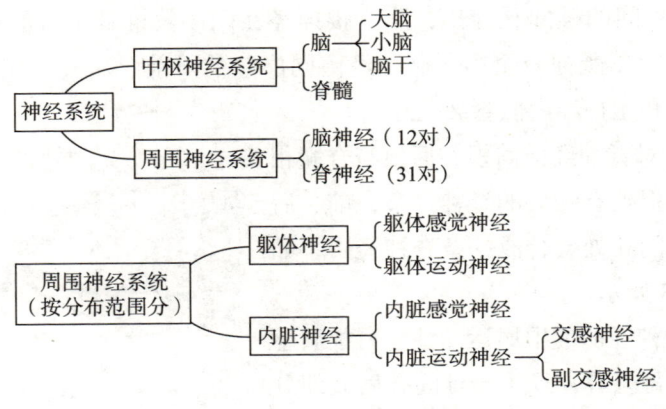

图3-21　神经系统组成

一、脊髓

脊髓位于椎管内,上端在平枕骨大孔处与延髓相连,下端在成人平第1腰椎体下缘,全长为 42～45 cm。脊髓在外形上没有明显的节段性,但每一对脊神经及其前、后根的根丝附着范围的脊髓即构成一个脊髓节段。因为有 31 对脊神经,故脊髓可以分为 31 个节段,即 8 个颈节(C)、12 个胸节(T)、5 个腰节(L)、5 个骶节(S)和 1 个尾节(Co),如图 3-22 所示。

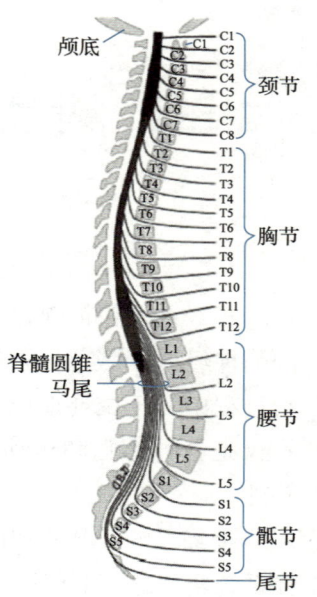

图 3-22 脊髓节段示意图

二、脊神经

脊神经共 31 对,包括 8 对颈神经、12 对胸神经、5 对腰神经、5 对骶神经和 1 对尾神经。

第 1 颈神经在寰椎与枕骨之间出椎管,第 2 颈神经至第 7 颈神经在同序数颈椎上方的椎间孔穿出,第 8 颈神经在第 7 颈椎与第 1 胸椎之间的椎间孔穿出;胸、腰神经在同序数椎骨下方的椎间孔穿出;第 1 骶神经至第 4 骶神经由同序数的骶前、后孔穿出,第 5 骶神经和尾神经由骶管裂孔穿出。

每对脊神经借前根和后根与脊髓相连,后根处有膨大的脊神经节,前、后根在椎间孔处会合成一条脊神经干,如图 3-23 所示。

脊神经的前根属运动性,后根属感觉性,每条脊神经干出椎间孔后立即分

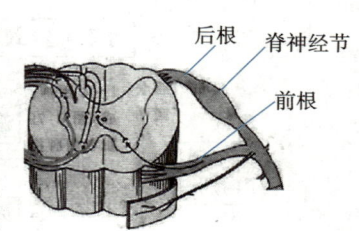

图 3-23 脊神经示意图

为前支、后支、脊膜支和交通支。其中前支分别交织成丛，即颈丛、臂丛、腰丛、骶丛，其组成来源及主要分支如图3-24所示。

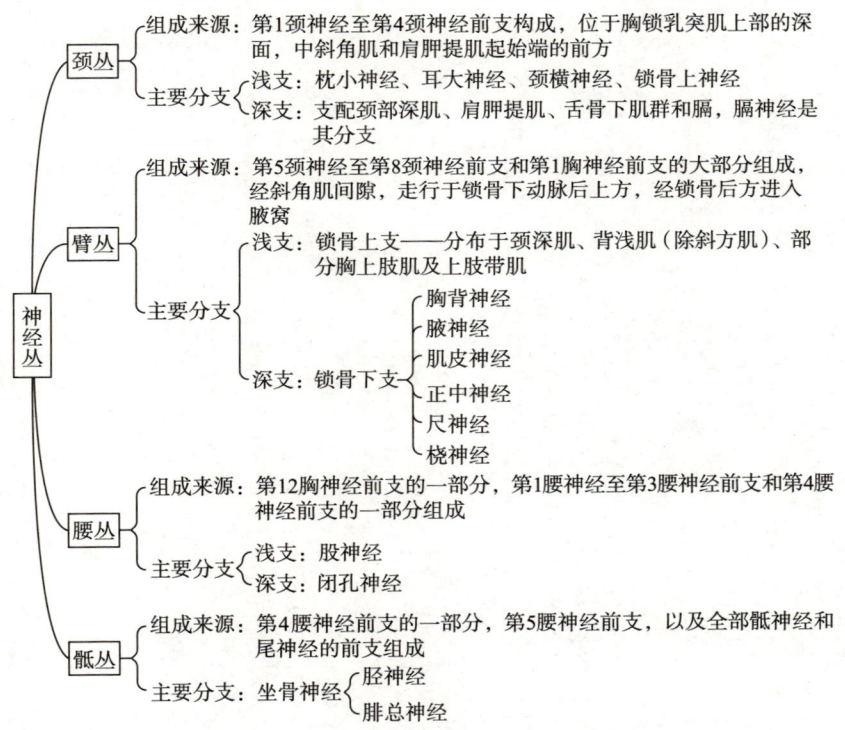

图3-24 神经丛组成来源及主要分支

模块 四

中医学及经络腧穴基础知识

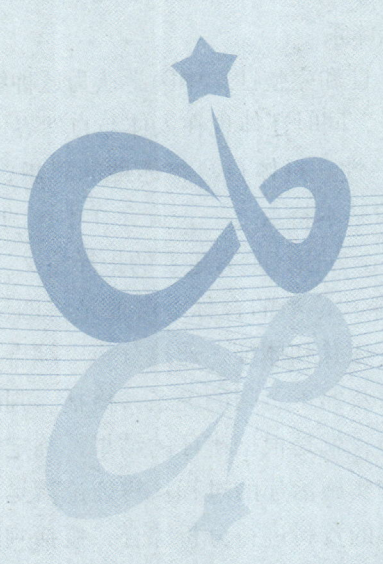

学习单元一　中医学基础知识

中医学是在中国古代唯物论和辩证法思想的影响和指导下，通过长期的医疗实践，不断积累，反复总结而逐渐形成的具有独特风格的传统医学科学，具有数千年的悠久历史，是中国传统文化的重要组成部分。

中医学理论体系是以阴阳五行学说为哲学基础，以整体观念为指导思想，以脏腑经络的生理和病理为核心，以辨证论治为诊疗特点的独特的医学理论体系。

整体性就是统一性和完整性，中医学认为这种统一性和完整性，不但体现在人体本身，同时还体现在人体与自然界、社会环境之间。这种内外环境的统一性、机体自身整体性的思想，称为整体观念。整体观念是中医学的基本特点之一，贯穿在中医的生理、病理、诊法、辨证、治疗等各个方面，具有重要的指导意义。

辨证论治为辨证和论治的合称。辨证是将四诊（望、闻、问、切）所收集的资料、症状和体征，通过分析、综合，辨清疾病的原因、性质、部位，以及邪正之间的关系，概括、判断为某种性质的证候。论治又称施治，就是根据辨证的结果，确定相应的治疗原则和方法，也是研究和实施治疗的过程。辨证论治是在中医学理论指导下，对四诊所获得的资料进行分析综合，概括判断出证候，以证为据确立治疗原则和方法并付诸实施的过程。辨证是决定治疗的前提和依据，论治是治疗疾病的手段和方法。

一、阴阳学说

阴阳,是对自然界相互关联的某些事物或现象对立双方属性的概括。所谓"阴阳者,一分为二也"。阴阳的特性包括阴阳的普遍性、阴阳的关联性、阴阳属性的规定性及阴阳的相对性。

事物的阴阳属性,依据阴阳各自的属性特征进行类比区分。凡是具有运动的、外向的、上升的、弥散的、温热的、明亮的、兴奋的等特性的事物和现象,都属于阳。具有相对静止的、内守的、下降的、凝聚的、寒冷的、晦暗的、抑制的等特性的事物和现象,都属于阴。水与火这一对事物具备了寒热、动静、明暗的特性,集中反映了阴阳的属性,成为事物划分阴阳属性的标志。《素问·阴阳应象大论》中提到:"水火者,阴阳之征兆也。"

阴阳学说是以阴阳的对立统一和相互作用阐释宇宙万物的生成、发展和变化的根本规律,其主要内容包括阴阳交感、阴阳对立、阴阳互根、阴阳消长、阴阳转化、阴阳自和等方面,从不同角度说明阴阳之间的相互关系及其运动变化规律。其中,阴阳交感是阴阳之间不断发生交互作用的前提,是天地万物化生的基础。阴阳的对立、互根是事物两个方面的固有属性,说明阴阳之间对立统一、相反相成的关系。在阴阳对立、互根的基础上,阴阳的消长、转化体现事物的量变与质变过程,说明阴阳的运动变化是使事物发生、发展、变化的内在动力。阴阳自和是阴阳自身通过彼此之间的制约和互用,自我调节,以维持相对、动态的平衡。

中医学运用阴阳学说指导对具体事物的认识,阐明生命的形体结构、功能活动、病理变化、临床诊断、疾病防治以及养生康复等,认为"人生有形,不离阴阳","察色按脉,先别阴阳",奠定了中医学理论体系的基础。

二、五行学说

五行,是指木、火、土、金、水五种物质及其运动变化。五种基本物质的特性为木曰曲直、火曰炎上、土爱稼穑、金曰从革、水曰润下,根据其特性将自然界和人体的事物现象属性进行归属,归纳为五大类系统,见表4-1。

表4-1 自然界及人体事物现象五行分类

自然界					五行	人体					
五味	五色	五化	五气	五方	五季		五脏	五腑	五官	五体	五华	五志	五液

五味	五色	五化	五气	五方	五季	五行	五脏	五腑	五官	五体	五华	五志	五液
酸	青	生	风	东	春	木	肝	胆	目	筋	爪	怒	泪
苦	赤	长	暑	南	夏	火	心	小肠	舌	脉	面	喜	汗
甘	黄	化	湿	中	长夏	土	脾	胃	口	肉	唇	思	涎
辛	白	收	燥	西	秋	金	肺	大肠	鼻	皮	毛	悲	涕
咸	黑	藏	寒	北	冬	水	肾	膀胱	耳	骨	发	恐	唾

五行学说的基本内容包括两个方面,即五行生克制化的正常规律以及五行生克的异常变化。五行生克制化是在正常状态下五行系统所具有的自我调节机制,也就是五行之间存在着相生、相克与制化的关系,从而维持五行系统的平衡与稳定,促进事物的生生不息。五行相生次序为木生火、火生土、土生金、金生水、水生木。五行相克次序是木克土、土克水、水克火、火克金、金克木。五行生克次序示意如图4-1所示。

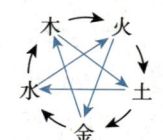

图4-1 五行生克次序示意图

五行之间异常的生克变化，主要用于阐释某些异常的气候变化和人体的病机变化。五行生克关系的异常包括母子相及与相乘相侮。五行母子相及，属于相生关系的异常变化，包括母病及子和子病及母两种情况。五行相乘相侮，属于相克关系的异常变化，包括相乘和相侮两种情况。

母病及子是指疾病的发展变化与五行的相生次序一致，子病及母则与相生的次序相反。例如，肝火扰动心火，造成心肝火旺，叫作母病及子；肾阴不足造成肺阴亏虚，叫作子病及母。

相乘，即"过克"，是指五行中某"一行"对被克的"一行"克制太过，从而引起一系列的异常相克反应。例如，木过于强盛，则克土太过，造成土不足，即称为"木乘土"。

相侮，即"反克"，是指由于五行中的某"一行"过于强盛，对原来"克我"的"一行"进行反侮。例如，木本受金克，但在木特别强盛时，不仅不受金的克制，反而对金进行反侮（即反克），称为"木侮金"。

三、藏象学说

藏象是指脏腑生理功能、病理变化表现于外的征象。"藏"指藏于体内的脏腑与脏腑之气及其运动，包括五脏（心、肺、脾、肝、肾）、六腑（胆、胃、小肠、大肠、膀胱、三焦）和奇恒之腑（脑、髓、骨、脉、胆、女子胞）。"象"指脏腑表现于外在的生理、病理现象和比象。

五脏的共同生理特点是化生和贮藏精气，并能藏神，故"藏精气而不泻"；六腑生理功能是受盛和传化水谷，故"传化物而不藏"。奇恒之腑形态似腑，多为中空的管腔性器官，而功能似脏，主藏阴精。

1. 五脏的生理功能

心	主血脉、主神志，在志为喜、在液为汗、在体合脉、其华在面和开窍于舌
肺	主气、主宣发肃降、通调水道、朝百脉、主治节，在志为忧（悲）、在液为涕、在体合皮、其华在毛和开窍于鼻
脾	主运化、主升清、主统血，在志为思、在液为涎、在体合肌肉、主四肢、其华在唇和开窍于口
肝	主疏泄、主藏血，在志为怒、在液为泪、在体合筋、其华在爪和开窍于目
肾	藏精、主水液、主纳气，在志为恐、在液为唾、在体为骨、主骨生髓、其华在发和开窍于耳及二阴

2. 六腑的生理功能

胆	贮藏和排泄胆汁、主决断
胃	受纳水谷、腐熟水谷、以通降为和
小肠	主受盛化物、泌别清浊
大肠	主传化糟粕
膀胱	主贮存和排泄尿液
三焦	主通行诸气，运行水液

四、精、气、血、津液、神

精、气、血、津液是构成人体和维持人体生命活动的基本物质，其生成、运行、输布、排泄，实现人体的正常生理功能。神是人体生命活动的主宰及其外在总体表现的统称。

1. 精

精在中医学中有广义和狭义之分。广义之精是指构成人体和维持生命活动的基本物质。古人称"夫精者，身之本也"，精在构成上包括先天之精和后天之精。禀受于父母，充实于水谷之精，而归藏于肾者，谓之先天之精；由饮食物化生的精，称为水谷之精。水谷之精输布到五脏六腑等组织器官，称为五脏六腑之精。水谷之精与五脏六腑之精共同构成后天之精。狭义之精是指生殖之精，即先天之精，即禀受于父母，与生俱来，为生育繁殖，构成人体的原始物质，是促进人体生长、发育和生殖功能的基本物质。精的功能包括繁衍生殖、生长发育、生髓化血、濡润脏腑。

2. 气

气是构成人体的最基本物质，也是维持人体生命活动的最基本物质。生命基本物质中的血、津液和精等均是由气所化生的。人生所赖，唯气而已，故"气聚则生，气散则死"。气来源于肾中所藏的先天之精气、脾所化生的水谷精气以及肺所吸入的自然界清气。气的生成有赖于全身各脏腑组织的综合作用，其中与肺、脾胃和肾等脏腑的关系尤为密切。气的生理功能包括推动作用、温煦作用、防御作用、固摄作用、气化作用。根据人体气的主要来源、分布部位和功能特点，气又可以分为元气、宗气、营气和卫气等。

3. 血

血,即血液,是循行于脉中的富有营养的红色液态物质,是构成人体和维持人体生命活动的基本物质之一。脉是血液循行的管道,又称"血府"。血主要由营气和津液所组成。营气和津液都来自脾胃所化生的水谷精微物质,所以,脾胃是气血生化之源。同时,精和血之间还存在着相互资生和相互转化的关系。血液生成与多脏腑相关,特别与心、肺、脾胃、肝、肾关系密切。血的运行则与心、肺、肝、脾四脏的关系尤为密切。血具有营养和滋润全身的生理功能,又是神志活动的物质基础。

4. 津液

津液是人体一切正常水液的总称。津液包括各脏腑组织的正常体液和正常的分泌物,如胃液、肠液、唾液、关节液等。习惯上也包括代谢产物中的尿、汗、泪等。津液广泛地存在于脏腑、形体、官窍等器官组织之内和组织之间,起着滋润濡养作用,并能载气。津液又是化生血液的物质基础之一,与血液的生成和运行也有密切关系。津液来源于饮食,是在脾的主导下,由胃、小肠、大肠的参与而共同形成的,与其他脏腑也有一定的关系。津液代谢的生理过程需要多个脏腑的综合调节,其中尤以肺、脾、肾三脏为要。津液的功能主要包括滋润濡养、化生血液、调节阴阳和排泄废物等。

5. 神

神是人体生命活动的主宰及其外在总体表现的统称。神的内涵是广泛的,既是一切生理活动、心理活动的主宰,又包括生命活动外在的体现,其中又将精神、意识、思维活动归纳为狭义之神的范畴。精、气、血、津液为化神之源,在自然环境与社会环境的外界刺激下，人体内部脏腑做出反应，于是便产生了神，尤以心的生理功能最为重要。神对人体生命活动具有重要的调节作用。它可以调节精、气、血、津液的代谢、调节脏腑的生理功能，主宰人体的生命活动。

精、气、血、津液均是构成人体和维持人体生命活动的基本物质，它们之间相互渗透、相互促进、相互转化，在生理功能上存在着相互依存、相互制约和相互为用的密切关系。

精、气、神三者之间存在着相互依存、相互为用的关系。精可化气，气能生精，精与气之间相互化生；精气生神，精气养神，精与气是神的物质基础，而神又统驭精与气。

学习单元二　经络腧穴基础

保健按摩师施术需按照经络循行，并在重点的腧穴上进行施术，以达到疏通经络、调整气血、改善人体健康的目的。本单元将介绍保健按摩常用的 67 个腧穴。

一、经络概述

经络是经脉和络脉的总称，是人体内运行气血、联络脏腑、沟通内外、贯穿上下的通路。经络系统包括十二经脉、奇经八脉、十二经别、十五络脉、十二经筋和十二皮部。其中十二经脉是经络系统的主干，《灵枢·海论》称其"内属于腑脏，外络于肢节"，将人体内外联系成一个有机的整体。奇经八脉，是具有特殊分布和作用的经脉，对十二正经起统率、联络和调节气血盛衰的作用。

在保健按摩中，最常应用到的是十二正经与奇经八脉中的任、督二脉，即通常人们所称的有固定穴位的十四经。

二、腧穴概述

腧穴是人体脏腑经络之气输注于体表的特殊部位。

1. 腧穴的分类

腧穴包括十四经腧穴、经外奇穴及阿是穴。

十四经腧穴是腧穴的主体，共362个，单穴53个，双穴309个。单穴分布在任脉和督脉上，双穴分布在十二正经上。

经外奇穴是指不归属于十四经，但具有一定名称、固定位置和一定主治作用的腧穴。

阿是穴又名不定穴、压痛点，可位于病变附近或距离较远处，无固定位置。

2. 腧穴的定位

腧穴定位方法包括骨度分寸法、自然标志取穴法、手指同身寸法以及简便取穴法。

（1）骨度分寸法

骨度分寸法是以骨节为主要标志测量周身各部的大小、长短，并依其比例折算尺寸作为定穴标准的方法，可以适用于不同人体。如腕横纹至肘横纹作12寸（见图4-2），也就是将这段距离划成12个等分，取穴时作为折算的标准。

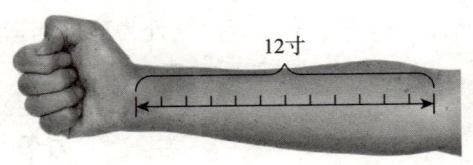

图4-2　骨度分寸示意图

（2）自然标志取穴法

自然标志取穴法是以人体体表的自然标志为依据定取穴位的方法。其中包括固定标志如五官、发际、指甲、乳头、肚脐。其中活动标志是指以关节、肌肉、肌腱、皮肤等随着活动而出现的间隙、凹陷、皱纹、尖端等作为定穴的标志，如拇指外展后伸出现鼻烟窝

（见图4-3）等。

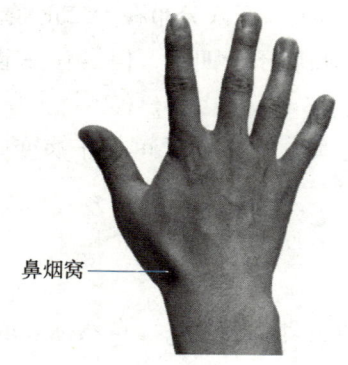

图4-3 鼻烟窝

（3）手指同身寸法

手指同身寸法分为中指同身寸、拇指同身寸、横指同身寸，如图4-4所示。中指同身寸是指中指屈曲时以中节内侧两端纹头之间为1寸，可以用于四肢取穴、背部取穴。拇指同身寸是将拇指指关节的横度作为1寸，用于四肢部取穴。横指同身寸是将食指、中指、无名指、小指并拢，以中指第二节横纹处为准，四指的横度为3寸，又称"一夫法"，用于下肢和背部取穴。

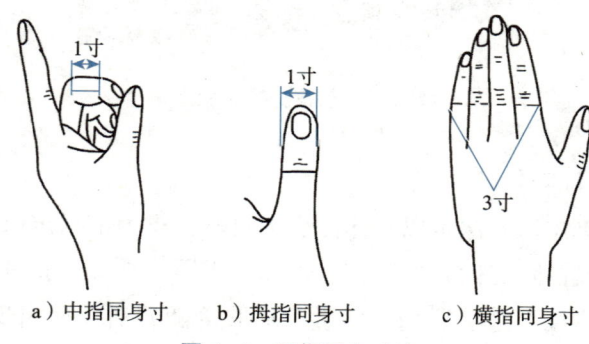

a）中指同身寸　　b）拇指同身寸　　c）横指同身寸

图4-4　手指同身寸法

（4）简便取穴法

简便取穴法是指某些穴位可以采用简单动作进行取穴，如握拳屈指时中指尖处为劳宫穴、双手虎口交叉食指尖在桡骨茎突处取列缺穴等，如图4-5所示。这种方法虽然较为简单，但使用不当时误差较大，初学者应特别注意。

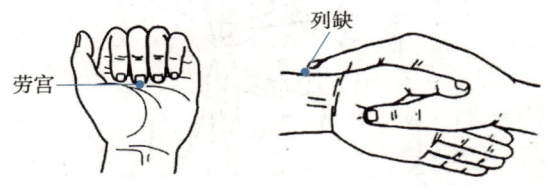

图4-5　简便取穴法

三、十四经循行及常用腧穴

1. 手太阴肺经

（1）循行路线

手太阴肺经，起于中焦，向下联络大肠，再返回沿胃上口，穿过横膈，入属于肺。从肺系（气管喉咙部）向外横行至腋窝下，沿上臂内侧下行，循行于手少阴经与手厥阴经之前，下至肘中，沿着前臂内侧桡骨尺侧缘下行，经寸口动脉搏动处，行至大鱼际，再沿大鱼际桡侧缘循行直达拇指末端。其支脉，从手腕后分出，沿着食指桡侧直达食指末端，如图4-6所示。

（2）应用概要

调理胸、肺、喉部的不适，如喉痛、胸痛、咳嗽、气喘、咳血等,以及经脉循行所过部位的问题等。

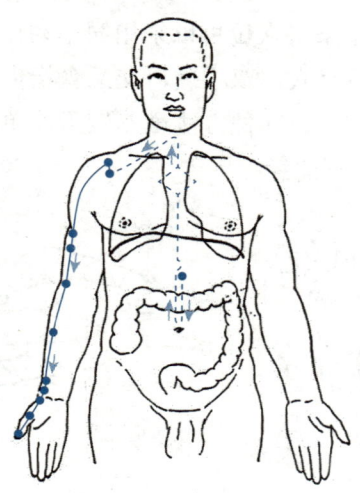

图 4-6 手太阴肺经循行路线

(3)常用腧穴

手太阴肺经腧穴分布于胸部、上肢内侧前缘,起于中府穴,止于少商穴,左右各 11 穴,均为双穴。保健按摩中常用的手太阴肺经腧穴的位置(见图 4-7)及应用范围如下:

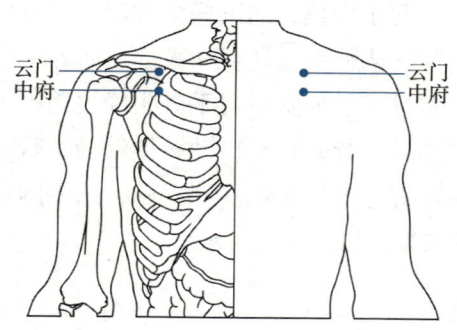

图 4-7 中府穴和云门穴

1）中府

【定位】在胸部，横平第1肋间隙，锁骨下窝外侧，前正中线旁开6寸。

【应用范围】咳嗽、气喘、胸痛等胸肺不适；肩背及上肢痛。

2）云门

【定位】在胸部，锁骨下窝凹陷中，肩胛骨喙突内缘，前正中线旁开6寸。

【应用范围】咳嗽、气喘、胸痛等胸肺不适；肩背痛。

扫码看视频

手太阴肺经常用腧穴

2. 手阳明大肠经

（1）循行路线（见图4-8）

手阳明大肠经，起于食指之尖端的桡侧，沿食指桡侧，经过第1、第2掌骨之间，上行至腕后两筋之间，沿前臂外侧前缘，至肘部外侧，再沿上臂外侧前缘上行到肩部，经肩峰前，向上循行至背部，与诸阳经交会于大椎穴，再向前行进入缺盆，络于肺，下行穿过横膈，属于大肠。其支脉，从缺盆部上行至颈部，经面颊进入下齿之中，又返回经口角到上口唇，交会于人中（水沟穴），左脉右行，右脉左行，止于对侧鼻孔旁。

（2）应用概要

调理头面、五官部的不适，如头痛、鼻塞、牙痛、喉痛、口眼㖞斜和发热等，以及经脉循行所过部位的问题等。

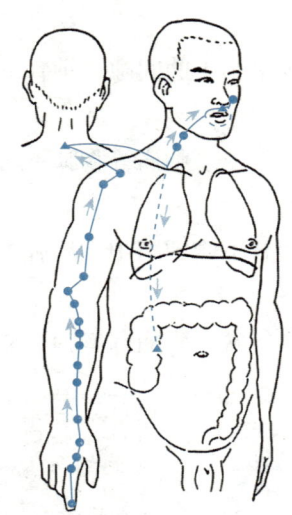

图 4-8 手阳明大肠经循行路线

（3）常用腧穴

手阳明大肠经腧穴均分布于上肢外侧前缘，沿颈部至面部，起于商阳穴，止于迎香穴，左右各 20 穴，均为双穴。保健按摩中常用的手阳明大肠经腧穴的位置（见图 4-9）及应用范围如下：

1）曲池

【定位】在肘区，在尺泽与肱骨外上髁连线中点凹陷处。

【应用范围】手臂痹痛，上肢不遂；热病；眩晕；腹痛、吐泻等肠胃不适；咽喉肿痛、齿痛、目赤肿痛等五官热性不适；瘾疹、湿疹、瘰疬等皮肤外科不适。

2）手三里

【定位】在前臂，肘横纹下 2 寸，阳溪与曲池连线上。

【应用范围】手臂无力，上肢不遂；腹痛，腹泻；齿痛，颊肿。

3）合谷

【定位】在手背，第 2 掌骨桡侧的中点处。

简便取穴法：以一手的拇指指间关节横纹，放在另一手拇、食指之间的指蹼缘上，当拇指尖下是穴。

【应用范围】头痛、目赤肿痛、齿痛、鼻衄、口眼歪斜、耳聋等头面五官不适；发热恶寒等外感症状；热病无汗或多汗；痛经、经闭；各种疼痛。

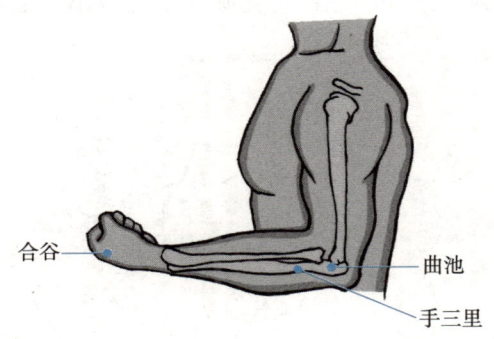

图 4-9　手阳明大肠经常用腧穴

扫码看视频　　手阴明大肠经常用腧穴

3. 足阳明胃经

（1）循行路线（见图 4-10）

足阳明胃经，起于鼻旁，上行鼻根，与足太阳经脉相交会，再沿鼻的外侧下行，入上齿龈中，返回环绕口唇，入下唇交会于承浆穴；再向后沿下颌下缘，至大迎穴处，再沿下颌角至颊车穴，上行到耳前，过足少阳胆经的上关穴处，沿发际至额颅部。其支脉，从大迎穴前下走颈动脉部（人迎穴），沿喉咙入缺盆，下横膈，入属于胃，联络于脾。其直行的经脉，从缺盆沿乳房内侧下行，经脐旁到下腹部的气冲；一支脉从胃口分出，沿腹内下行，至气冲与直行经脉相会合。由此经髀关、伏兔穴下行，至膝关节中。再沿胫骨外侧前缘下行，经足背到第 2 足趾外侧端（厉兑穴）；一支脉从膝下 3 寸处分出，下行到中趾外侧端；一支脉从足背分出，沿足大趾内侧直行到末端。

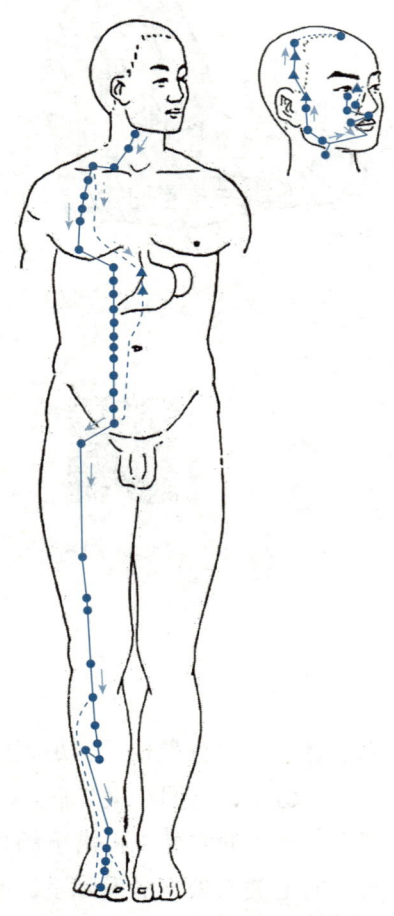

图 4-10　足阳明胃经循行路线

（2）应用概要

调理胃、肠的各种不适，如胃痛、腹胀、呕吐、泄泻、便秘、食欲不振等，以及头、面、眼、鼻、口、齿和经脉循行部位的问题。

（3）常用腧穴

足阳明胃经腧穴分布于面部、颈部、胸部、腹部，以及下肢前侧外缘，起于承泣穴，止于厉兑穴，左右各45穴，均为双穴。保健按摩中常用的足阳明胃经腧穴的位置（见图4-11、图4-12、图4-13）及应用范围如下：

1）头维

【定位】在头部，额角发际直上0.5寸，头正中线旁开4.5寸。

【应用范围】头痛、眩晕、目痛、迎风流泪、眼睑抽动。

2）地仓

【定位】在面部，口角旁开0.4寸。

【应用范围】口角歪斜、流涎、面痛、齿痛。

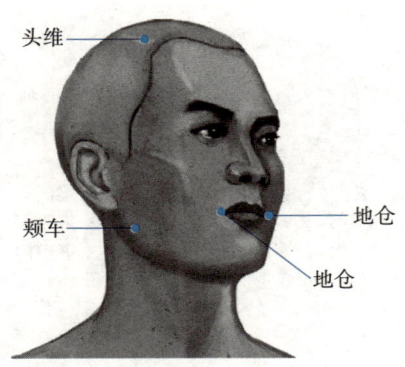

图4-11 足阳明胃经头部常用腧穴

3）颊车

【定位】在面部，下颌角前上方1横指，闭口咬紧牙时咬肌隆起，放松时按之有凹陷处。

【应用范围】齿痛、牙关不利、颊肿、口角歪斜。

4）梁门

【定位】在上腹部，脐中上4寸，前正中线旁开2寸。

【应用范围】胃痛、呕吐、食欲不振。

5）太乙

【定位】在上腹部，脐中上2寸，前正中线旁开2寸。

【应用范围】胃痛、腹胀、食欲不振、心烦。

6）滑肉门

【定位】在上腹部，脐中上1寸，前正中线旁开2寸。

【应用范围】腹胀、腹痛、呕吐、食欲不振。

7）天枢

【定位】在腹部，横平脐中，前正中线旁开2寸。

【应用范围】腹痛、腹胀、便秘、腹泻、痢疾、月经不调、痛经。

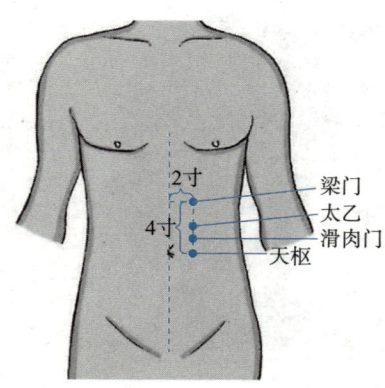

图 4-12　足阳明胃经腹部常用腧穴

8）足三里

【定位】在小腿外侧，犊鼻穴下3寸，胫骨前嵴外1横指处，犊鼻穴与解溪穴连线上。

【应用范围】胃痛、呕吐、噎膈、腹胀、腹泻、痢疾、便秘、下肢萎缩、乳痈、肠痈、虚劳。本穴为常用的强壮保健要穴。

9）上巨虚

【定位】在小腿外侧，犊鼻穴下6寸，犊鼻穴与解溪穴连线上。

【应用范围】肠鸣、腹痛、腹泻、便秘、肠痈、痢疾、下肢萎缩。

10）丰隆

【定位】在小腿外侧，外踝尖上8寸，胫骨前肌外缘；条口穴外侧1横指处。

【应用范围】头痛、眩晕、咳嗽、痰多、下肢萎缩、腹胀、便秘。

11）下巨虚

【定位】在小腿外侧，犊鼻穴下9寸，犊鼻穴与解溪穴连线上。

【应用范围】腹泻、痢疾、小腹痛、下肢萎缩、乳痈。

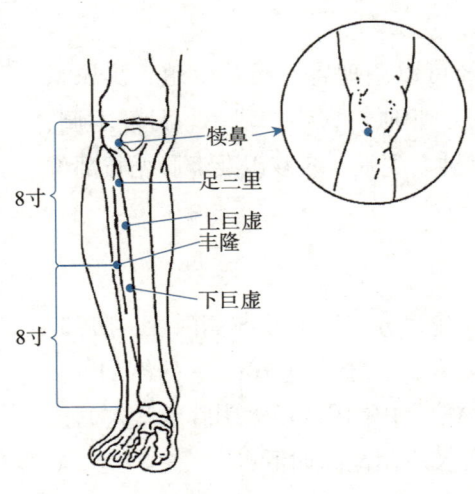

图 4-13　足阳明胃经下肢部常用腧穴

扫码看视频

足阳明胃经常用腧穴

4. 足太阴脾经

（1）循行路线（见图4-14）

足太阴脾经，起于足大趾末端，沿着大趾内侧赤白肉际，经过大趾本节后的第1跖趾关节后面，上行至内踝前面，再沿小腿内侧胫骨后缘上行，至内踝上8寸处交于足厥阴经之前，再沿膝股部内侧前缘上行，进入腹部，属脾，联络胃；再经过横膈上行，夹咽部两旁，连系舌根，分散于舌下。其支脉，从胃上膈，注心中。

（2）应用概要

足太阴脾经可以调理胃、肠及生殖、泌尿系统不适，如呕吐、腹胀、胃痛、泄泻、月经不调、崩漏、遗尿、水肿、失眠、多梦以及经脉循行部位的问题。

（3）常用腧穴

足太阴脾经腧穴分布于下肢前侧内缘、腹部、胸部，起于隐白穴，止于大包穴，左右各21穴，均为双穴。保健按摩中常用的足太阴脾经腧穴的位置（见图4-15）及应用范围如下：

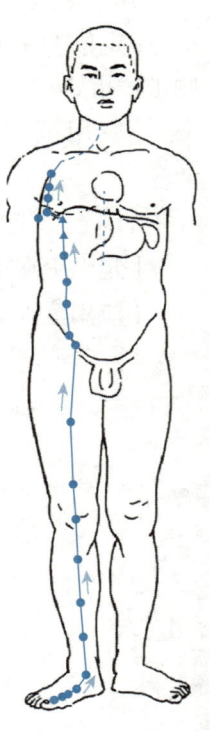
图4-14 足太阴脾经循行路线

1）血海

【定位】在股前区，髌底内侧端上2寸，股内侧肌隆起处。

【应用范围】月经不调、痛经、经闭、瘾疹、湿疹、膝股内侧痛。

2）阴陵泉

【定位】在小腿内侧，胫骨内侧髁下缘与胫骨内侧缘之间的凹陷中。

【应用范围】腹胀、腹泻、黄疸、水肿、小便不利、膝关节疼痛。

3）地机

【定位】在小腿内侧，阴陵泉穴下3寸，胫骨内侧缘后际。

【应用范围】痛经、崩漏、月经不调、腹痛、腹泻、小便不利、水肿。

4）三阴交

【定位】在小腿内侧，内踝尖上3寸，胫骨内侧缘后际。

【应用范围】肠鸣、腹胀、腹泻、月经不调、带下、阴挺、不孕、遗精、阳痿、遗尿、心悸、失眠、下肢萎缩、阴虚诸证。

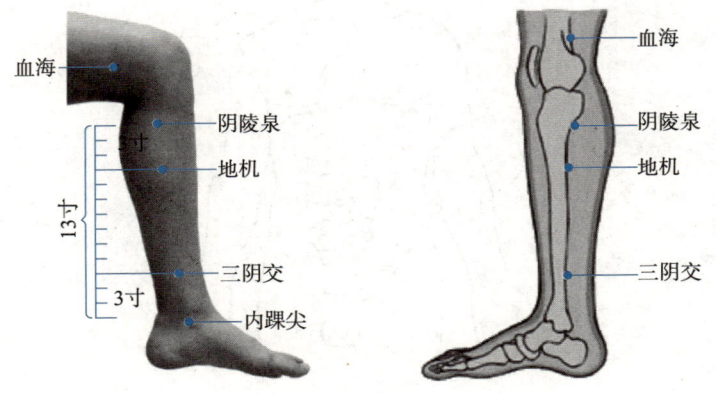

图4-15 足太阴脾经常用腧穴

扫码看视频

足太阴脾经常用腧穴

5. 手少阴心经

（1）循行路线（见图 4-16）

手少阴心经起于心中，出属心系（心与其他脏器相连的组织）；下行经过横膈，联络小肠。其支脉，从心系向上，夹着食道上行，连于目系（眼球连接于脑的组织）。其直行经脉，从心系上行到肺部，再向外下到达腋窝部，沿着上臂内侧后缘，行于手太阴肺经和手厥心包阴经的后面，到达肘窝；再沿前臂内侧后缘，至掌后豌豆骨部，进入掌内，止于小指桡侧末端。

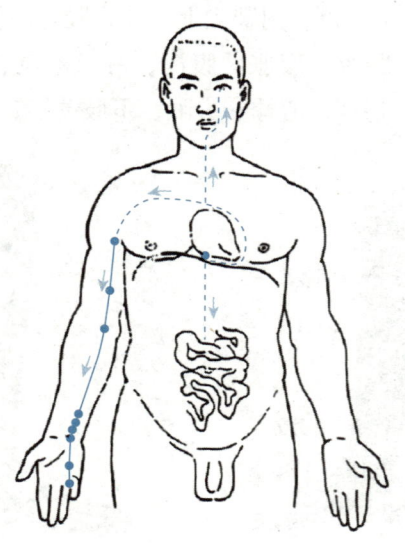

图 4-16 手少阴心经循行路线

（2）应用概要

手少阴心经可以调理心、胸部位的问题，如心悸、怔忡、胸痛、失眠、健忘以及经脉循行部位的问题。

（3）常用腧穴

手少阴心经腧穴分布于上肢内侧后缘，起于极泉穴，止于少冲穴，左右各9穴，均为双穴。在保健按摩中，手少阴心经常用的腧穴主要是神门穴，其定位（见图4-17）和应用范围如下：

【定位】在腕前区，腕掌侧远端横纹尺侧端，尺侧腕屈肌腱的桡侧缘。

【应用范围】心痛、心悸、健忘、失眠、胸胁痛。

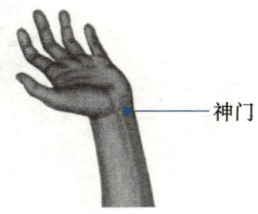

图4-17 神门穴

扫码看视频

神门穴的定位

6. 手太阳小肠经

（1）循行路线（见图4-18）

手太阳小肠经起于小指尺侧端，沿着手尺侧至腕部，出于尺骨头，直上沿着前臂外侧后缘，经尺骨鹰嘴与肱骨内上髁之间，沿上臂外侧后缘，到达肩关节，绕行肩胛部，交会于大椎穴，向下进入缺盆部，联络心，沿着食管，经过横膈，到达胃部，属于小肠。其支脉，从缺盆分出，沿着颈部，上达面颊，到目外眦，向后进入耳中。另一支脉，从颊部分出，上行目眶下，抵于鼻旁，至目内眦，斜行络于颧骨部。

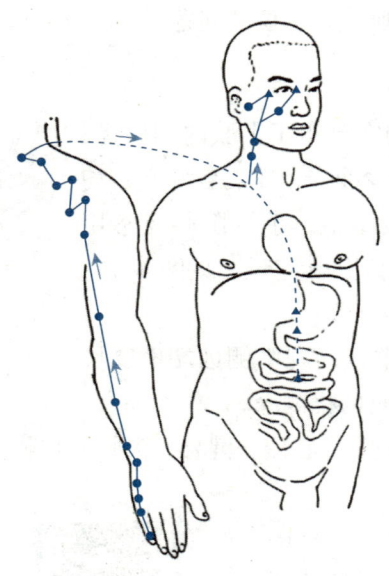

图 4-18　手太阳小肠经循行路线

（2）应用概要

手太阳小肠经可以调理头项、五官部位的问题，如头项疼痛、耳聋、眼花、颊肿、咽喉肿痛以及经脉循行部位的问题。

（3）常用腧穴

手太阳小肠经腧穴分布于上肢外侧后缘、肩胛部、颈部、面部，起于少泽穴，止于听宫穴，左右各19穴，均为双穴。保健按摩中常用的手太阳小肠经腧穴的位置（见图4-19）及应用范围如下：

1）颧髎

【定位】在面部，颧骨下缘，目外眦直下凹陷中。

【应用范围】口眼歪斜、眼睑跳动、齿痛、面痛等。

2）天宗

【定位】在肩胛区，肩胛冈中点与肩胛骨下角连线上 1/3 与下 2/3 交点凹陷中。

【应用范围】肩胛疼痛、肩背部损伤、气喘、乳痈、乳癖等。

3）肩贞

【定位】在肩胛区，肩关节后下方，腋后纹头直上 1 寸。

【应用范围】肩臂疼痛、手臂麻木、瘰疬、耳鸣。

4）肩中俞

【定位】在脊柱区，第 7 颈椎棘突下，后正中线旁开 2 寸。

【应用范围】肩背疼痛、咳嗽、气喘、目视不明。

5）肩外俞

【定位】在脊柱区，第 1 胸椎棘突下，后正中线旁开 3 寸。

【应用范围】肩背疼痛、颈项强直。

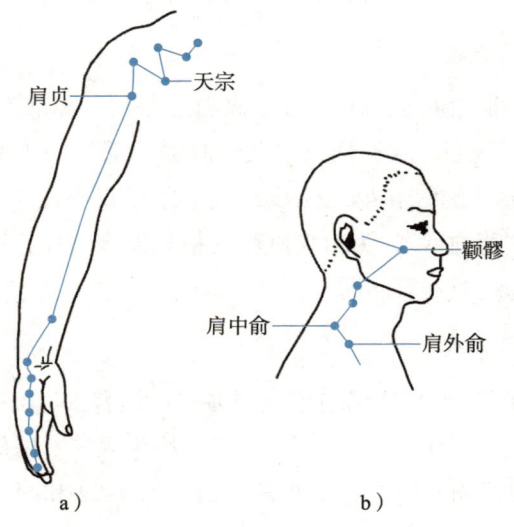

图 4-19　手太阳小肠经常用腧穴

扫码看视频　　手太阳小肠经常用腧穴

7. 足太阳膀胱经

（1）循行路线（见图 4-20）

足太阳膀胱经起始于内眼角，向上过额部，与督脉交会于头顶。其支脉，从头顶分出到耳上角。其直行经脉，从头顶入颅内络脑，再浅出沿枕项部下行，从肩胛内侧脊柱两旁下行到达腰部，进入脊旁肌肉，入内络于肾，属于膀胱。一支脉从腰中分出，向下夹脊旁，通过臀部，进入腘窝中；一支脉从左右肩胛内侧分别下行，穿过脊旁肌肉，经过髋关节部，沿大腿外侧后缘下行，会合于腘窝内，向下通过腓肠肌，出外踝的后方，沿第 5 跖骨粗隆，至小趾的外侧末端。

（2）应用概要

足太阳膀胱经可以调理头项、腰背、眼睛、鼻部不适，如头痛、项强、眼花、鼻塞、腰背痛，以及经脉循行部位的不适。膀胱经在背部分布着第一侧线和第二侧线，其中距后正中线 1.5 寸的第一侧线上分布着"背俞穴"，为对应脏腑的精气汇聚之处，可以调理相关脏腑所联系的组织器官问题。

（3）常用腧穴

足太阳膀胱经腧穴分布于头部、项部、后背部以及下肢后侧，起于睛明穴，止于至阴穴，左右各 67 穴，均为双穴。保健按摩中常用的足太阳膀胱经腧穴的位置（见图 4-21、图 4-22 和图 4-23）及应用范围如下：

模块四 | 中医学及经络腧穴基础知识

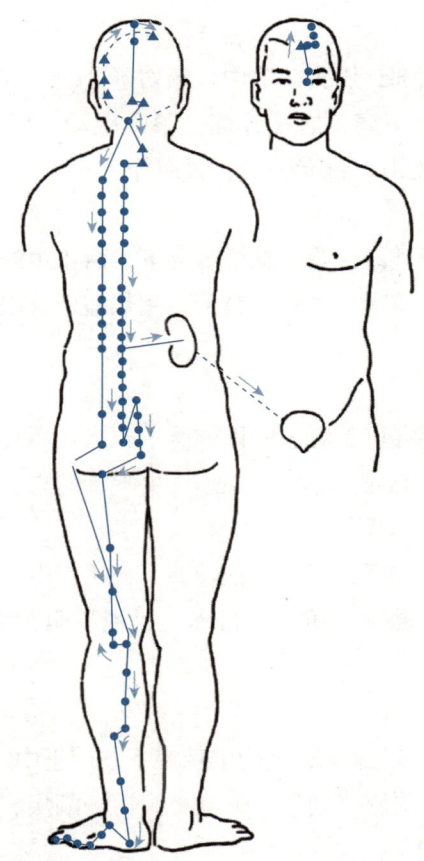

图 4-20 足太阳膀胱经循行路线

1）睛明

【定位】在面部，目内眦内上方眶内侧壁凹陷中。

【应用范围】目赤肿痛、流泪、视物不明、目眩、近视、夜盲、色盲、干眼症、急性腰扭伤、坐骨神经痛、心悸等。

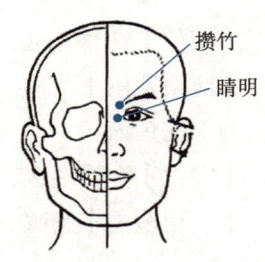

图 4-21 睛明穴和攒竹穴

93

2）攒竹

【定位】在面部，眉头凹陷中，额切迹处。

【应用范围】头痛、眉棱骨痛、眼睑跳动、眼睑下垂、口眼歪斜、眼目昏花、流泪、目赤肿痛、呃逆等。

3）肺俞

【定位】在脊柱区，第3胸椎棘突下，后正中线旁开1.5寸。

【应用范围】咳嗽、气喘、胸闷、潮热盗汗、瘙痒、瘾疹、项背痛等。

4）心俞

【定位】在脊柱区，第5胸椎棘突下，后正中线旁开1.5寸。

【应用范围】心痛、心悸、心烦、失眠、健忘、梦遗等。

5）肝俞

【定位】在脊柱区，第9胸椎棘突下，后正中线旁开1.5寸。

【应用范围】胁痛、黄疸、目赤、目视不明、夜盲、迎风流泪、脊背痛。

6）脾俞

【定位】在脊柱区，第11胸椎棘突下，后正中线旁开1.5寸。

【应用范围】腹胀、纳呆、呕吐、腹泻、痢疾、便血、水肿、食不化、黄疸、背痛。

7）胃俞

【定位】在脊柱区，第12胸椎棘突下，后正中线旁开1.5寸。

【应用范围】胃痛、呕吐、腹胀、肠鸣、胸胁痛。

8）三焦俞

【定位】在脊柱区，第1腰椎棘突下，后正中线旁开1.5寸。

【应用范围】肠鸣、腹胀、腹泻、痢疾、小便不利、水肿、腰背强痛等。

9）肾俞

【定位】在脊柱区,第 2 腰椎棘突下,后正中线旁开 1.5 寸。

【应用范围】头晕、耳鸣、耳聋、腰酸痛、遗尿、遗精、阳痿、早泄、不育、月经不调、带下、不孕、消渴等。

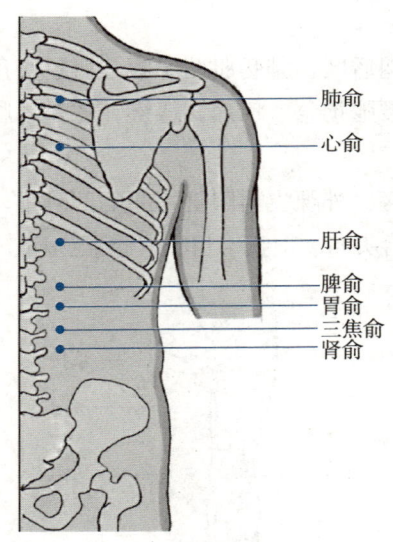

图 4-22　足太阳膀胱经背部腧穴

10）承扶

【定位】在股后区,臀横纹的中点。

【应用范围】骶、臀、股部疼痛,痔疾。

11）殷门

【定位】在股后区,臀横纹下 6 寸,股二头肌与半腱肌之间。

【应用范围】腰痛、下肢萎缩疼痛。

12）委中

【定位】在膝后区,腘横纹中点。

【应用范围】腰背痛、急性腰扭伤、下肢疼痛、腹痛、急性吐泻、瘾疹、丹毒、小便不利、遗尿。

13）委阳

【定位】在膝后区，腘横纹外侧，半腱肌肌腱内侧的凹陷中。

【应用范围】腰脊强痛、腿足挛缩、腹胀、小便不利。

14）承山

【定位】在小腿后区，腓肠肌两肌腹与肌腱交角处。

【应用范围】腰腿拘急、疼痛，痔疾，便秘、腹痛。

15）昆仑

【定位】在踝区，外踝尖与跟腱之间的凹陷中。

【应用范围】后头痛、项强、目眩、腰骶疼痛、足踝肿痛、滞产。

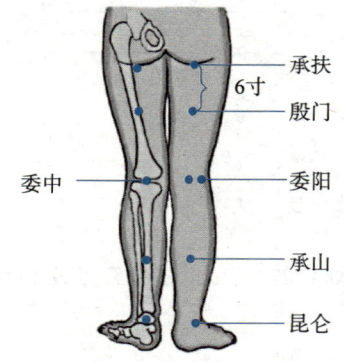

图 4-23　足太阳膀胱经下肢腧穴

扫码看视频

足太阳膀胱经常用腧穴

8. 足少阴肾经

（1）循行路线（见图 4-24）

足少阴肾经，起于足小趾下，斜走足心，行舟骨粗隆下，经内踝的后方，向下进入足跟中，沿小腿内侧上行，经腘窝内侧，沿大腿内侧后缘上行，贯脊柱，属于肾，络于膀胱。其直行支脉，从肾脏向上经过肝、膈，进入肺脏，沿着喉咙，夹舌根旁；另一支脉，从肺分出，联络心，流注于胸中。

（2）应用概要

足少阴肾经可以调理生殖、泌尿系统不适，如月经不调、小便不利、便秘、泄泻以及咽喉、胸、肺疾患和经脉循行部位的不适。

（3）常用腧穴

足少阴肾经腧穴分布于下肢内侧后缘、腹部及胸部，起于涌泉穴，止于俞府穴，左右各 27 穴，均为双穴。保健按摩中常用的足少阴肾经腧穴的位置（见图 4-25）及应用范围如下：

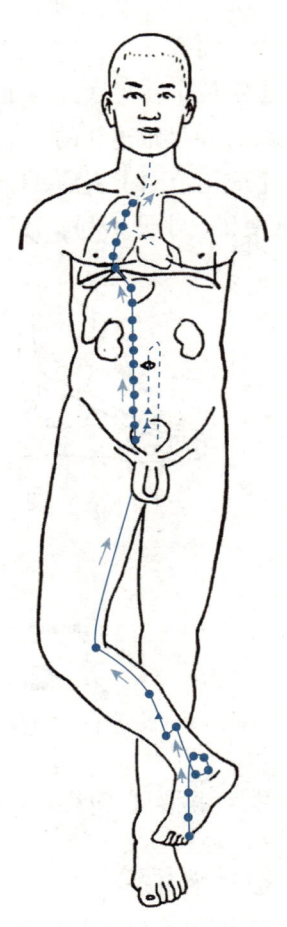

图 4-24　足少阴肾经循行路线

1）太溪

【定位】在足踝区，内踝尖与跟腱之间的凹陷中。

【应用范围】头痛、目眩、失眠、健忘、遗精、阳痿、咽喉肿痛、齿痛、耳鸣、耳聋、咳嗽、气喘、咯血、消渴、小便频数、便秘、月经不调、腰脊痛、下肢厥冷、内踝肿痛。

2）涌泉

【定位】在足底，屈足卷趾时足心最凹陷中，约当足底第2、第3趾蹼缘与足跟连线的前1/3与后2/3交点凹陷中。

【应用范围】头痛、眩晕、咽喉肿痛、舌干、失音、失眠、足心热、便秘、小便不利、昏厥、小儿惊风。

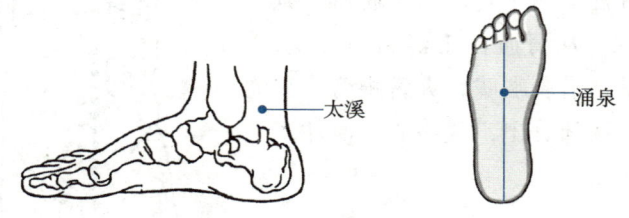

图 4-25　太溪穴和涌泉穴

扫码看视频

足少阴肾经常用腧穴

9. 手厥阴心包经

（1）循行路线（见图 4-26）

手厥阴心包经起于胸中，浅出属心包络，向下经过横膈，自胸至腹依次联络上、中、下三焦。其支脉，从胸部向外侧循行，至腋下3寸处，再向上抵达腋部，沿上臂内侧下行于手太阴、手少阴经之间，进入肘中，再向下到前臂，沿两筋之间，进入掌中，循行至中指的末端。一支脉从掌中分出，沿无名指到指端。

（2）应用概要

手厥阴心包经可以调理心、胃、胸部不适，如心痛、心悸、胃痛、呕吐、胸痛，以及经脉循行部位的不适。

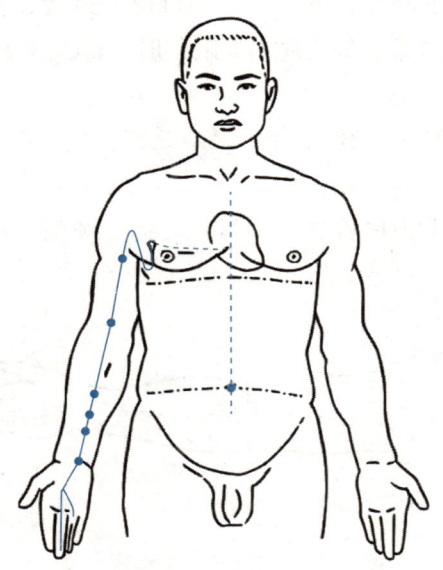

图4-26 手厥阴心包经循行路线

（3）常用腧穴

手厥阴心包经腧穴分布于胸部及上肢内侧正中，起于天池穴，止于中冲穴，左右各9穴，均为双穴。保健按摩中常用的手厥阴心包经腧穴的位置（见图4-27）及应用范围如下：

1）曲泽

【定位】在肘前区，肘横纹上，肱二头肌腱的尺侧缘凹陷中。

【应用范围】心痛、心悸、胃痛、呕吐、肘臂挛痛、热病、中暑。

2）内关

【定位】在前臂前区，腕掌侧远端横纹上2寸，掌长肌腱与桡侧腕屈肌腱之间。

【应用范围】心痛、胸闷、心动过速或过缓、胃痛、呕吐、呃逆、中风偏瘫、眩晕、偏头痛、失眠、肘、臂、腕挛痛。

3）劳宫

【定位】在掌区，第2、第3掌骨之间，偏于第3掌骨，握拳屈指时中指尖处。

【应用范围】中风昏迷、中暑、心痛、烦闷、口疮、口臭、鹅掌风。

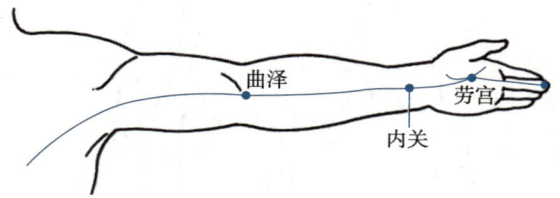

图4-27 手厥阴心包经腧穴图

扫码看视频

手厥阴心包经常用腧穴

10. 手少阳三焦经

（1）循行路线（见图4-28）

手少阳三焦经起于无名指尺侧末端，向上经小指与无名指之间、手腕背侧，上达前臂外侧，沿桡骨和尺骨之间，过肘尖，沿上臂外侧上行至肩部，交足少阳胆经之后，进入缺盆，分布于胸中，散络于心包，向下通过横膈，从胸至腹，依次属上、中、下三焦。其支脉，从胸中分出，进入缺盆，上行经颈项旁，经耳后直上出于耳上方，再下行至面颊部，到达眼眶下部。另一支脉，从耳后分出，进入耳中，再浅出到耳前，经上关穴、面颊到目外眦。

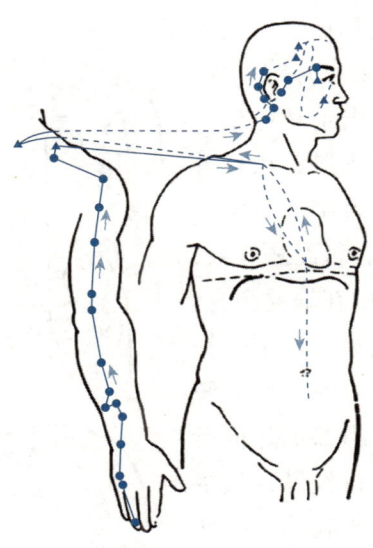

图4-28　手少阳三焦经循行路线

（2）应用概要

手少阳三焦经可以调理侧头部、耳目、咽喉、胁肋部不适，如偏头痛、耳鸣、目痛、咽喉痛、胁肋痛等，以及经脉循行部位的不适。

（3）腧穴分布

手少阳三焦经腧穴分布在无名指外侧、手背、上肢外侧面中间，

保·健·按·摩

肩部、颞部、耳后、眉毛外端。起于关冲穴，止于丝竹空穴，左右各 23 穴，均为双穴。

11. 足少阳胆经

（1）循行路线（见图 4-29）

足少阳胆经起于目外眦，上行额角部，下行至耳后，沿颈项部至肩上，下入缺盆。耳部分支，从耳后进入耳中，出走耳前到目外眦后方。外眦部支脉，从目外眦下走大迎穴，会合于手少阳三焦经，到达目眶下，行经颊车穴，由颈部下行，与前脉在缺盆会合，再向下进入胸中，穿过横膈，络肝，属胆，再沿胁肋内下行至腹股沟动脉部，绕外阴部毛际横行入髋关节部。其直行经脉，从缺盆下行，经腋部、侧胸部、胁肋部，再下行与前脉会合于髋关节部，再向下沿着大腿外侧、膝外缘下行经腓骨之前，至外踝前，沿足背部，进入第 4 趾外侧。足背部分支，从足背上分出，沿第 1、第 2 跖骨间，出于大趾端，穿过趾甲，出于趾背毫毛部。

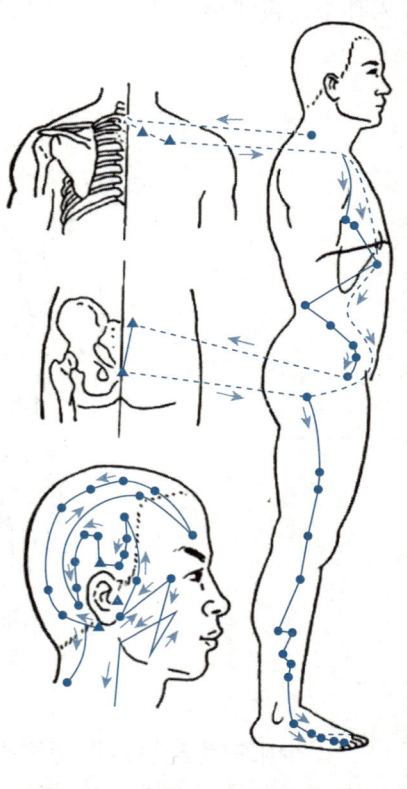

图 4-29　足少阳胆经循行路线

（2）应用概要

足少阳胆经可以调理头颞、耳目、胁肋部不适，如偏头痛、目眩、耳鸣、胁肋痛等，以及经脉循行部位的不适。

（3）常用腧穴

足少阳胆经腧穴分布于头部、项部、胸部、胁肋部及下肢外侧，起于瞳子髎穴，止于足窍阴穴，左右各44穴，均为双穴。保健按摩中常用的足少阳胆经腧穴的位置（见图4-30和图4-31）及应用范围如下：

1）风池

【定位】在颈后区，枕骨之下，胸锁乳突肌上端与斜方肌上端之间的凹陷中。

【应用范围】头痛、眩晕、耳鸣、耳聋、感冒、鼻塞、流涕、目赤肿痛、口眼歪斜、颈项强痛。

2）肩井

【定位】在肩胛区，第7颈椎棘突与肩峰最外侧点连线的中点。

【应用范围】颈项强痛、肩背疼痛、上肢活动不利、乳痈、乳汁不下、乳癖、瘰疬。

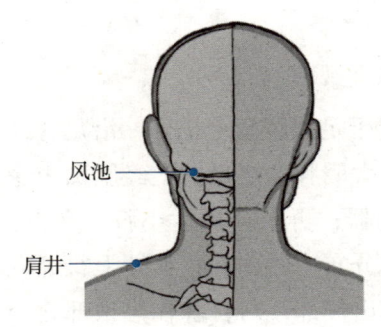

图4-30　风池穴和肩井穴

3）环跳

【定位】在臀区，股骨大转子最高点与骶管裂孔连线的外1/3与内 2/3 交点处。

【应用范围】腰胯部疼痛、下肢疼痛萎缩、半身不遂。

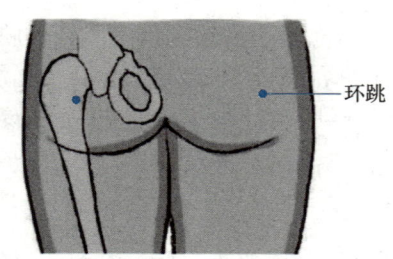

图 4-31　环跳穴

扫码看视频

足少阳胆经常用腧穴

12. 足厥阴肝经

（1）循行路线（见图 4-32）

足厥阴肝经起于足大趾背毫毛部，沿足背经内踝前上行，至内踝上 8 寸处交于足太阴脾经之后，上经腘窝内缘，沿大腿内侧，上入阴毛中，环绕阴器；再上行抵达小腹，夹胃，属于肝，络于胆；再上行通过横膈，分布于胁肋部；继续上行经喉咙的后面，上入鼻咽部，连目系，上出额部，与督脉在巅顶部交会。其支脉，从目系下循面颊，环绕唇内。另一支脉，从肝部分出，穿过横膈，注于肺。

（2）应用概要

足厥阴肝经可以调理生殖、泌尿系统不适，如崩漏、月经不调、遗精、遗尿等，以及经脉循行部位的不适。

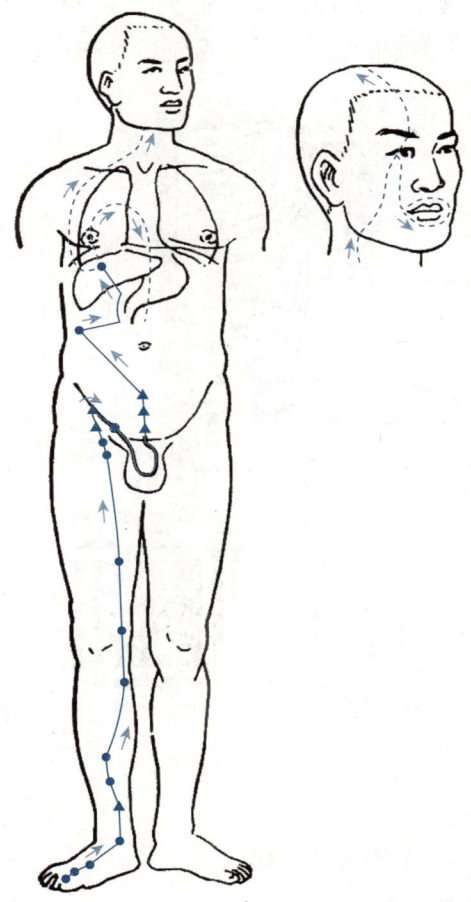

图 4-32　足厥阴肝经循行路线

（3）常用腧穴

足厥阴肝经腧穴分布于下肢内侧、前阴部及侧胸部，起于大敦穴，止于期门穴，左右各 14 穴，均为双穴。期门穴（肝之募穴）的位置（见图4-33）及应用范围如下：

【定位】在胸部，第6肋间隙，前正中线旁开4寸。

【应用范围】胸胁胀痛、腹胀、呃逆、吐酸、郁闷、乳痈。

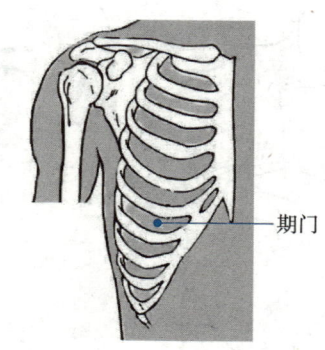

图4-33　期门穴

扫码看视频

期门穴的定位

13. 督脉

（1）循行路线（见图4-34）

督脉起于小腹内，下行于会阴部，向后从尾骨端上行脊柱的内部，上达项后风府穴，进入脑内，上行至巅顶，沿前额下行鼻柱，止于上唇系带处。

（2）应用概要

督脉可以调理脊背疼痛强直、虚寒以及发热等不适。

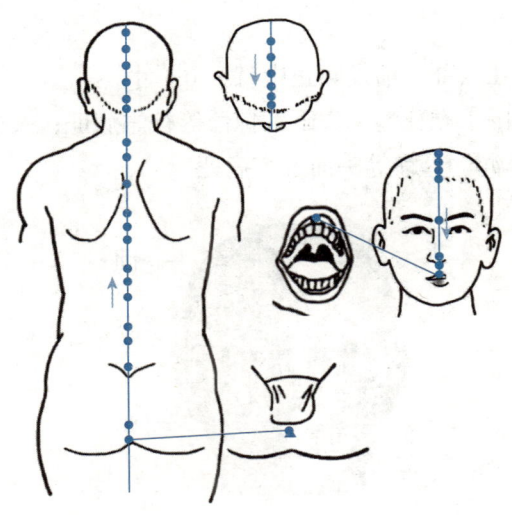

图 4-34　督脉循行路线

(3) 常用腧穴

督脉腧穴均分布于人体后正中线上,起于长强穴,止于龈交穴,共29穴,均为单穴。保健按摩中常用的督脉腧穴的位置(见图4-35、图4-36和图4-37)及应用范围如下：

1) 水沟

【定位】在面部,人中沟的上 1/3 与中 1/3 交点处。

【应用范围】昏迷、晕厥、中风、中暑、休克、呼吸衰竭等急危重症,为急救要穴之一；癔症、癫狂痫、急慢惊风等神志病；鼻塞、鼻衄、面肿、口歪、齿痛、牙关紧闭等面鼻口部病证；闪挫腰痛。

2) 印堂

【定位】在头部,两眉毛内侧端中间的凹陷中。

【应用范围】痴呆、痫证、失眠、健忘等神志病证；头痛、眩晕；鼻衄、鼻渊；小儿惊风、产后血晕、子痫。

3）神庭

【定位】在头部，前发际正中直上 0.5 寸。

【应用范围】癫狂痫、失眠、惊悸等神志病证；头痛、目眩、目赤、目翳、鼻渊、鼻衄等头面五官病证。

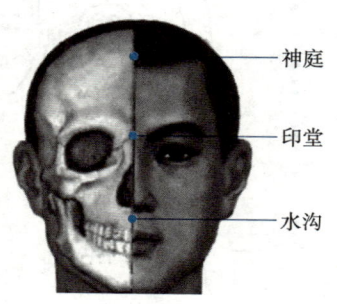

图 4-35　督脉常用面部腧穴

4）百会

【定位】在头部，前发际正中直上 5 寸。也即双耳折耳，耳尖连线与前后正中线交接处。

【应用范围】痴呆、中风、失语、失眠、健忘、头痛、眩晕、耳鸣；脱肛、阴挺、胃下垂、肾下垂等气失固摄而致的下陷性问题。

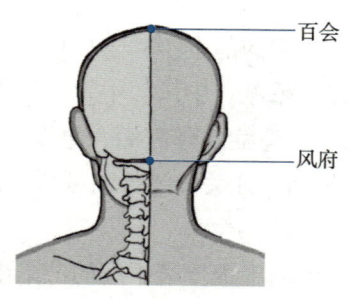

图 4-36　百会穴和风府穴

5）风府

【定位】在颈后区，枕外隆凸直下，两侧斜方肌之间凹陷中。

【应用范围】中风、癫狂痫、癔症等内风为患的神志病证；头痛、眩晕、颈项强痛、咽喉肿痛、失音、目痛、鼻衄等头颈、五官病证。

6）命门

【定位】在背部脊柱区，第2腰椎棘突下凹陷中，后正中线上。

【应用范围】腰脊强痛、下肢痿痹；月经不调、赤白带下、痛经、经闭、不孕等妇科病证；遗精、阳痿、精冷不育、小便频数等男子肾阳不足病证；小腹冷痛、腹泻。

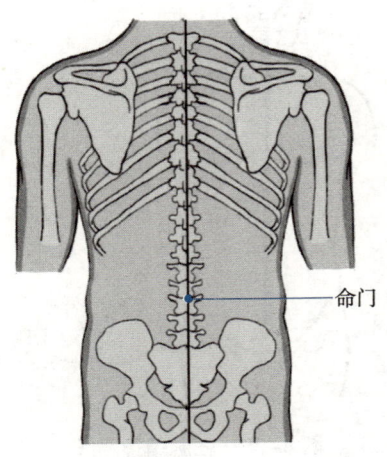

图 4-37　命门穴

扫码看视频

督脉常用腧穴

14. 任脉

（1）循行路线（见图4-38）

任脉起于小腹内，下出于会阴部，向前上行于阴毛部，循腹沿前正中线上行，经关元等穴至咽喉，再上行环绕口唇，经面部进入目眶下，联系于目。

（2）应用概要

任脉可以调理女性经、孕、胎、产、带等各方面的不适。

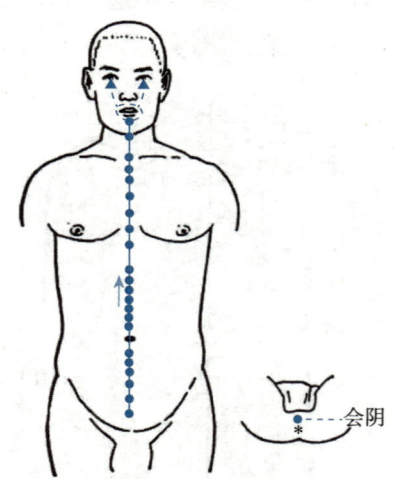

图4-38 任脉循行路线

（3）常用腧穴

任脉腧穴分布于人体的前正中线上，起于会阴穴，止于承浆穴，均为单穴，共24个穴位。保健按摩中常用的任脉腧穴的位置（见图4-39）及应用范围如下：

1）关元

【定位】脐中下3寸，前正中线上。

【应用范围】腹痛、泄泻、遗尿、小便频数、癃闭、遗精、阳痿、月经不调、闭经、痛经、崩漏、带下、不孕、疝气、虚劳羸瘦、眩晕。

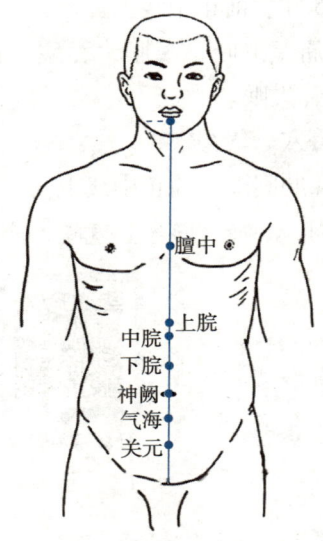

图 4-39　任脉常用腧穴

2）气海

【定位】脐中下 1.5 寸，前正中线上。

【应用范围】腹痛、泄泻、便秘，遗尿、遗精、阳痿、闭经、痛经、崩漏、带下、阴挺、疝气，虚劳羸瘦。

3）下脘

【定位】脐中上 2 寸，前正中线上。

【应用范围】胃痛、腹胀、食谷不化、呕吐、泄泻、水肿、消瘦。

4）中脘

【定位】脐中上 4 寸，前正中线上。

【应用范围】胃痛、腹胀，呕吐、泄泻、便秘、食欲不振，黄疸。

5）上脘

【定位】脐中上5寸，前正中线上。

【应用范围】胃痛、呕吐、腹胀、吞酸、食谷不化、泄泻，黄疸，癫痫，咳嗽痰多，失眠。

6）膻中（心包募穴、气会穴）

【定位】横平第4肋间隙，前正中线上。

【应用范围】胸闷、心痛，咳嗽、气喘，产后乳少。

扫码看视频

任脉常用腧穴

四、经外奇穴

保健按摩中常用的经外奇穴的定位（见图4-40、图4-41、图4-42）及应用范围如下：

1. 四神聪

【定位】在头部，百会穴前、后、左、右各1寸处，共4个。

【应用范围】头痛、眩晕、失眠、健忘。

2. 鱼腰

【定位】在头部，瞳孔直上，眉毛中。

【应用范围】目赤肿痛、视物模糊、眼睑瞤动、眼睑下垂、眉棱骨痛。

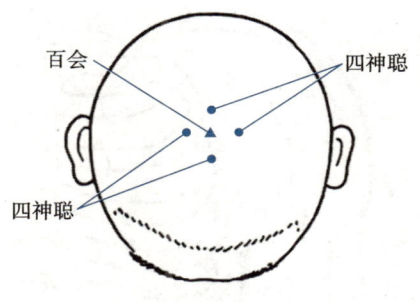

图 4-40　四神聪穴

3. 太阳

【定位】在头部，当眉梢与目外眦连线中点，向后约 1 横指的凹陷中。

【应用范围】头痛、感冒、面瘫、眼目不适。

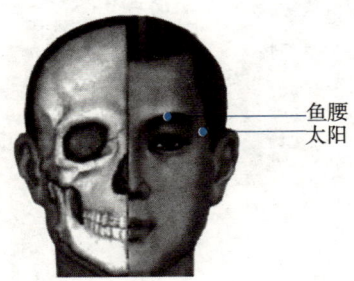

图 4-41　鱼腰穴和太阳穴

4. 肩前

【定位】在肩前区，正坐垂肩，腋前皱襞顶端与肩髃穴连线的中点（腋前纹头上 1.5 寸）。

【应用范围】肩臂疼痛、臂不能举。

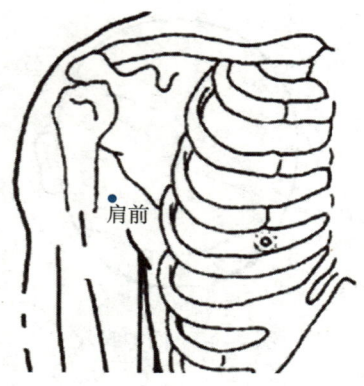

图 4-42　肩前穴

扫码看视频

常用经外奇穴

模块 五
保健按摩基本手法

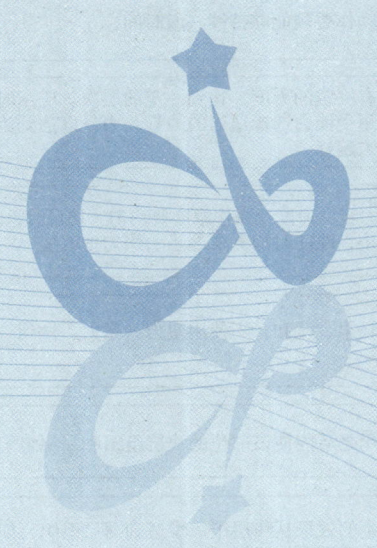

手法是用手或肢体的某些部位，按特定的技巧作用于人体体表，使产生的力达到防病、保健目的，这类特定的技巧称为"手法"。手法来源于日常生活，又具有特定的技巧和手段，遵循一定的"法"。

学习单元一　手法的基本要求

手法的基本要求是持久、有力、均匀、柔和，从而达到深透和渗透的目的。

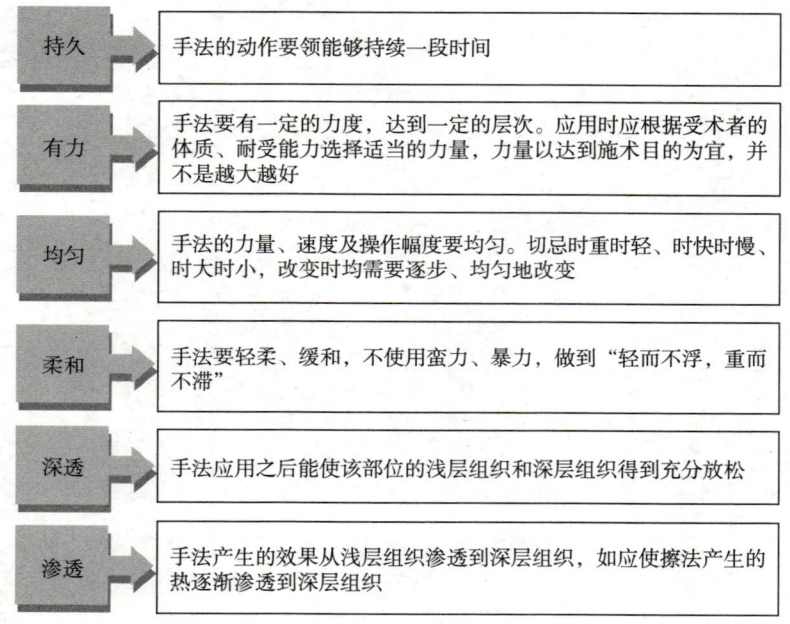

持久	手法的动作要领能够持续一段时间
有力	手法要有一定的力度，达到一定的层次。应用时应根据受术者的体质、耐受能力选择适当的力量，力量以达到施术目的为宜，并不是越大越好
均匀	手法的力量、速度及操作幅度要均匀。切忌时重时轻、时快时慢、时大时小，改变时均需要逐步、均匀地改变
柔和	手法要轻柔、缓和，不使用蛮力、暴力，做到"轻而不浮，重而不滞"
深透	手法应用之后能使该部位的浅层组织和深层组织得到充分放松
渗透	手法产生的效果从浅层组织渗透到深层组织，如应使擦法产生的热逐渐渗透到深层组织

手法的基本要求是密切相关、相辅相成的。持续运用的手法可

使力逐渐渗透到组织深部，均匀、协调的动作使手法更趋柔和，力量与技巧的结合使手法既有力，又柔和，达到"刚柔相济"的境界。

　　要能理解各种手法施术原理、掌握操作要领，并能灵活运用，必须经过一定时期的手法练习和实践操作。在练习和实践的基础上，还要不断思考，才能逐渐熟练掌握手法要领，最终达到使用手法时得心应手的境界。

学习单元二　按　法

按法是用指、掌、肘等部位挤压体表的一种手法。

一、操作方法

按法根据施术者接触体表部位的不同，可以分为指按法、掌按法和肘按法，如图 5-1 所示。此外，按动脉法亦为保健按摩中的常用手法。

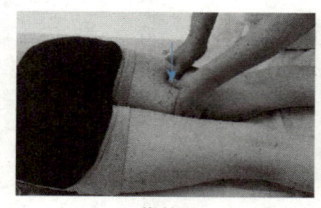 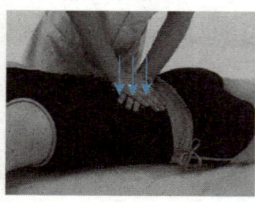 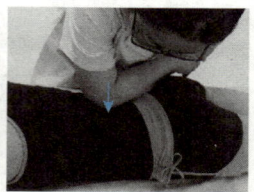

　　　　指按法　　　　　　　　　掌按法　　　　　　　　　肘按法

图 5-1　按法

1. 指按法

指按法是指拇指伸直，用拇指指腹面着力于受术部位，垂直向下按压，其余四指助力的一种方法，既可以单指按，也可以叠指按。指按法接触面积小，刺激较强，常在按后施以揉法，一般多用于面部，亦可用于肢体穴位。

2. 掌按法

掌按法是指腕关节背伸，用掌面或掌根着力于受术部位，垂直向下按压；既可以单掌，也可以双掌重叠进行。本法多与其他手法结合应用，如与揉法结合应用称为按揉。掌按法接触面积较大，沉实有力，舒适自然，多用于背腰部、胸腹部及下肢后侧等。

3. 肘按法

肘按法是指肘关节屈曲，用肘尖（即尺骨鹰嘴突起部）着力于受术部位，垂直向下按压。肘按法主要适用于肌肉发达、厚实的腰臀部及大腿后侧。

4. 按动脉法

按动脉法是指以拇指、掌或足按于动脉或附近穴位上，短时压闭动脉，并持续一段时间，至肢体远端有凉感，或麻木感，或蚁走感时，将拇指、掌或足轻轻抬起，使热气传至肢体远端的方法，如图 5-2 所示。

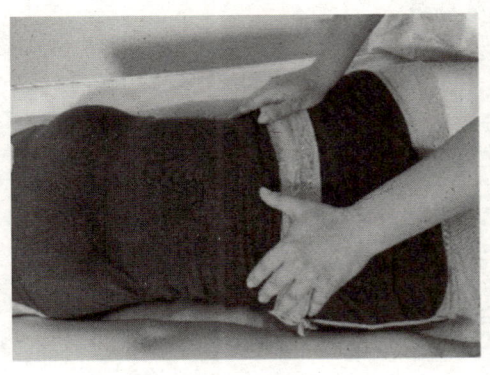

图 5-2　按动脉法

二、动作要领

1. 用力方向须垂直向下并吸定部位。

2. 用力由轻到重，稳而持续，使刺激充分到达受术部位组织，切忌迅猛暴力。

3. 结束时不宜突然放松，应缓慢减轻按压力量。

三、注意事项

1. 不可暴力，不可突然用力，不可倾斜、滑行用力。

2. 对骨质疏松患者以及背腰浮肋部须谨慎使用，以避免造成骨折等。

学习单元三　摩　法

摩法是指施术者用指、掌等部位接触受术者身体部位,做环形而有节律的抚摩动作。

一、操作方法

摩法根据施术部位不同,可以分为指摩法和掌摩法,如图 5-3 所示。

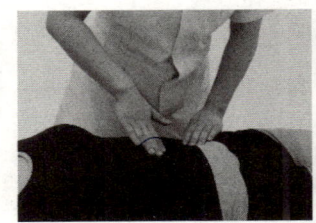 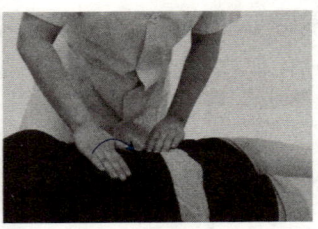

a) 指摩法　　　　　　　　　b) 掌摩法

图 5-3　摩法

1. 指摩法

指摩法是指施术者手指并拢,掌指关节自然伸直,腕关节微屈,用食指、中指、无名指、小指指面附着于受术部位,做环形而有节律的抚摩。指摩法主要用于颜面、眼周及穴位,如用于面部美容、保健时可摩眼周、摩颊部，作用于穴位时，如摩膻中、摩脐周以调和理气。

2. 掌摩法

掌摩法是指施术者手掌自然平伸，腕关节微背伸，将掌平放于施术部位，以掌心、掌根部着力，做环形而有节律的抚摩。掌摩法主要用于腹部、胁肋部，能起到疏肝理气、调理胃肠的作用。顺时针作用于腹部有通腹促便作用，逆时针作用于腹部则有涩肠止泻作用。

二、动作要领

1. 上肢及腕掌放松，轻放于受术部位，给予适当压力，使力量可以达到皮下肌上。
2. 前臂带动腕及着力部位做环旋活动。
3. 动作要轻重适当、均匀和缓。

三、注意事项

1. 力量应持续稳定、保持一定深度。
2. 用于面部时可以加用按摩递质。

学习单元四 推 法

推法是指施术者以指、掌等部位贴附在体表,作直线或曲线单向移动的手法。

一、操作方法

推法根据施术部位不同,可以分为指推法、掌推法(见图5-4),根据推的方向不同,可以分为分推法、合推法。由于合推法应用不多,下面仅介绍分推法。

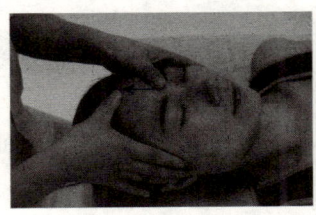 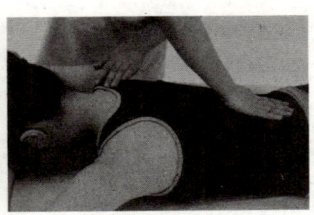

a)指推法　　　　　　　　　　b)掌推法

图5-4 推法

1. 指推法

指推法是指用手指着力于受术部位,进行单方向的直线推动,常用于头部、单一经络等。若多指分开推动,又称梳推法。

2. 掌推法

掌推法是指用掌着力于受术部位，进行单方向直线推动。常用于腹部、背腰部、下肢部，在手法操作的开始使用或在操作程序中间作为衔接手法使用。

3. 分推法

分推法是指用大鱼际或手指自受术者受术部位中间向两侧分推。如以两手拇指的桡侧置于前额部位，自前额正中线向两侧分推，称为拇指分推法（如图5-5所示）；十指微屈，自胸部正中线沿肋间隙向两侧分推，称为十指分推法，亦称开胸顺气；以两手拇指桡侧及大鱼际着力于腹部，自腹部正中线沿肋弓向两侧分推，称为鱼际分推法。

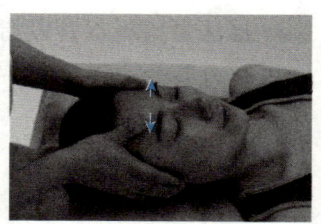

图5-5 拇指分推法

二、动作要领

1. 着力部位要紧贴体表，推动时压力要平稳着实，做到轻而不浮、重而不滞。
2. 速度均匀，宜缓不宜快，推动时要流畅、自然。
3. 掌推与直推操作时，宜手指在前、掌根在后。

三、注意事项

1. 手法应保持稳定，力量达到一定深度，注意单向操作，切忌双向往返而形成搓擦。
2. 为防损伤皮肤，可以适当使用按摩介质。

学习单元五　拿　法

拿法是指施术者用拇指和其余指相对用力拿起受术者肢体部位的一种手法。

一、操作方法

拿法施术时是以拇指和其余指指腹相对用力捏住受术部位，通过掌指关节的屈伸，将其捏而提起，做一紧一松交替而连续的捏拿动作的一种手法。

根据施术部位的不同，可以分为五指拿法和三指拿法，其中使用拇指和食指、中指指腹着力的又称三指拿法，使用拇指与其余四指指腹着力的称五指拿法，如图5-6所示。拿法多用于肌肉丰厚的区域，如颈肩部、大腿部和小腿部。

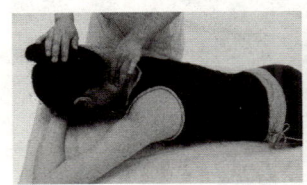
a）三指拿法

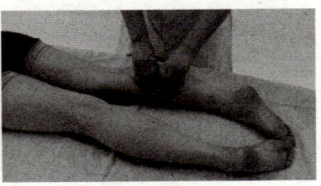
b）五指拿法

图5-6　拿法

二、动作要领

1. 在施用拿法时，应沉肩、坠肘、虚腋、前臂放松，手掌空虚，五指自然伸直，以指掌面贴于施术部位，掌心悬空。
2. 用指腹着力，以掌指关节运动为主，腕关节辅助，不要使用肩部力量进行提拉。
3. 用力先由轻到重，再由重到轻，不可以突然用力或放松。
4. 动作要连续而有节奏，移动时手应离开皮肤。

三、注意事项

1. 拿法是含有捏、提的复合动作，不可单纯以各指的指腹捏、提，做成单一的钳夹式或提拽式。
2. 在施用拿法时，应注意虎口尽量张开，捏拿住施术部位，指间关节不动。若指间关节运动，易造成抠掐的感觉，从而影响放松效果。拿法正误对比如图5-7所示。

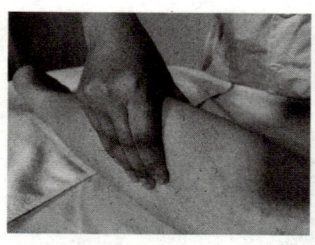
a) 正确

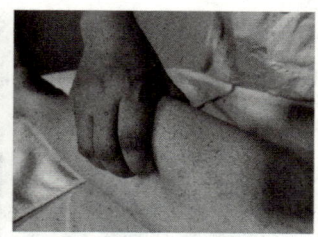
b) 错误

图5-7 拿法正误对比

3. 若受术部位较粗大，如大腿部位，可以分区域施术。

学习单元六　揉　法

揉法是用指、掌、掌根等部位带动皮下组织做环旋运动的一种手法。

一、操作方法

根据施术者接触受术者体表的部位不同，揉法可以分为指揉法、掌揉法、掌根揉法和鱼际揉法。在踩跷法施术时，也可以使用足进行揉动。

1. 指揉法

指揉法是指以指腹（可以为拇指、食指、中指、无名指等指腹，既可以为单指，亦可以为多指）着力于受术部位，带动皮下组织做轻柔和缓的环旋运动，如图5-8所示。指揉法多用于头部以及穴位施术。

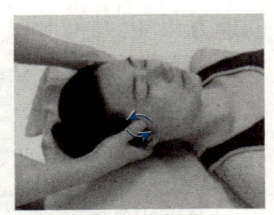

图5-8　指揉法

2. 掌揉法

掌揉法是指用掌着力于受术部位，带动皮下组织做轻柔和缓的环旋运动，如图5-9所示。掌揉法多用于背腰部、臀部、腹部等肌肉丰厚的区域，既可以单掌揉，亦可以叠掌揉。

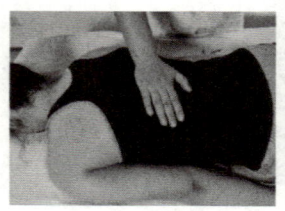 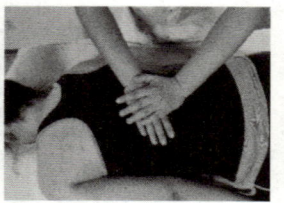

a）单掌揉法　　　　　　　　b）叠掌揉法

图 5-9　掌揉法

3. 掌根揉法

掌根揉法是指用掌根着力于受术部位，带动皮下组织做轻柔和缓的环旋运动，既可以单掌操作，如图 5-10 所示，亦可以双掌重叠操作。掌根揉法多用于肌肉丰厚的部位，与掌揉法相比，刺激量更大。

4. 鱼际揉法

鱼际揉法是指以大鱼际着力于受术部位，带动皮下组织做轻柔和缓的环旋运动，如图 5-11 所示。鱼际揉法多用于操作部位较狭窄的地方，如肩胛间区、面颊部。

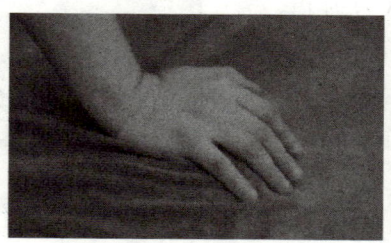 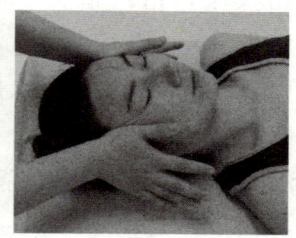

图 5-10　掌根揉法　　　　　图 5-11　鱼际揉法

二、动作要领

1. 在操作时腕部放松，以肘部为支点，前臂做主动回旋运动，带动腕、掌做轻柔缓和的揉动。施行指揉法时，腕部与掌指关节处协同用力。

2. 着力部位要吸定于受术部位，并带动深层组织。

3. 压力要均匀，动作要富有节律性，幅度要适中。

三、注意事项

1. 在应用揉法时要注意着力部位应吸定于受术部位，不能搓擦皮肤。

2. 当受术部位发生变化时，应抬手进行移动。

学习单元七 点 法

点法是指通过手指按于某一受术点垂直下压,对局部进行刺激的方法。点法由按法演化而成,具有力点集中、刺激性强等特点,常在穴位上进行操作。

一、操作方法

点法根据施术部位不同,可以分为拇指端点法、屈拇指点法、屈食指点法,如图5-12所示。

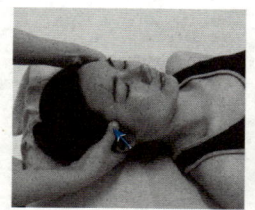
a) 拇指端点法

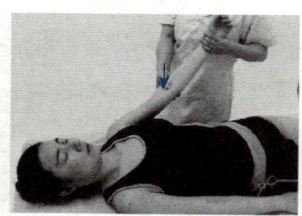
b) 屈拇指点法

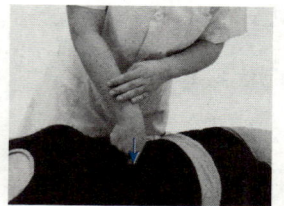
c) 屈食指点法

图5-12 点法

1. 拇指端点法

手握空拳,拇指伸直并紧靠于弯曲的食指中节桡侧缘处,或拇指与四指分开,以拇指着力,四指为辅助支撑点,用拇指端按压受术部位，既可以单指操作，亦可以叠指操作。

2. 屈拇指点法

拇指屈曲，用拇指桡侧缘或指间关节背面突起处按压受术部位。在操作时可以把拇指端抵在食指中节处以助力。

3. 屈食指点法

食指屈曲，用食指近端指间关节突起处按压受术部位。在操作时可以用拇指紧压食指远端桡侧缘以助力。

二、动作要领

1. 垂直下压，吸定局部，不可移动。
2. 力量由轻而重、平稳持续。
3. 用力宜稳，不可以施用暴力、蛮力。

三、注意事项

1. 在施用点法时，应注意保护受术者皮肤和施术者手指，避免局部软组织损伤。
2. 施用拇指指腹点法时原则上应伸直拇指，但部分保健按摩师因先天体质，拇指指间关节反弯比较严重，用指腹点时容易对自身造成伤害，可以适当屈曲指间关节进行点法施术，但注意不要产生抠掐动作。

学习单元八 拨 法

拨法是指用拇指、掌指等部位拨动皮下组织的一种手法。

一、操作方法

拨法根据施术者接触体表部位的不同，可以分为拇指拨法、掌指拨法，如图 5-13 所示。

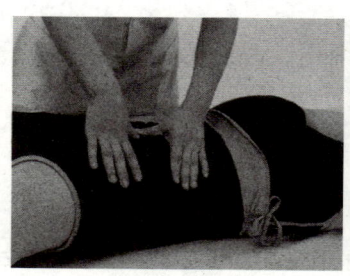 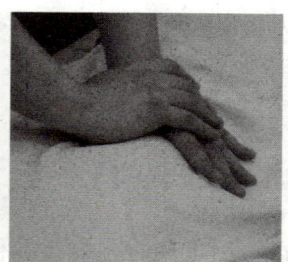

a）拇指拨法　　　　　　　　b）掌指拨法

图 5-13　拨法

1. 拇指拨法

拇指拨法是指以拇指罗纹面按于受术部位，以上肢带动拇指，垂直于肌腱、肌腹、条索往返用力推动。本法用于肌腱、肌腹、腱鞘、神经干等部位，既可以单拇指操作，也可以两手拇指重叠进行操作。

2. 掌指拨法

掌指拨法是指以一手拇指指腹置于受术部位,另一手手掌压于该拇指之上,以掌发力,以拇指着力,垂直于肌腱、肌腹、条索进行拨动。本法用于需要较深入拨动的肌腱、肌腹、腱鞘等部位。

二、动作要领

1. 先按后拨,按压的深度视拨动的对象而定。
2. 在拨动时应垂直于肌腱、肌腹、条索拨动。
3. 在拨动时以上肢带动着力部位,掌指关节及指间关节不动。
4. 在施用拇指拨法时,拇指应做与掌相对方向的运动;在施用掌指拨法时,应以上方掌带动拇指拨动。

三、注意事项

1. 在拨法操作时应带动皮下组织一起运动。
2. 施用拇指拨法时应避免掌指关节和指间关节的屈伸,防止给受术者带来用手指抠受术部位的感觉。

学习单元九 搓法

搓法是指用手掌、虎口等部位摩擦受术者体表的一种手法。

一、操作方法

搓法根据施术者接触受术者体表的部位不同，可以分为夹搓法、虎口搓法，是保健按摩中常用的放松手法，如图 5-14 所示。

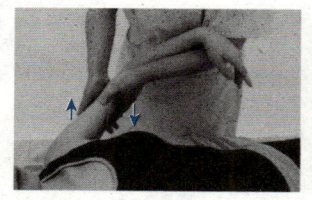
a）夹搓法

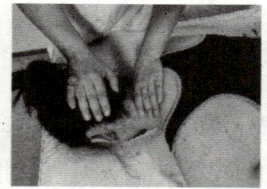
b）虎口搓法

图 5-14 搓法

1. 夹搓法

夹搓法是指用双掌掌面夹住肢体，两掌相对用力，做相反方向的快速搓揉，同时由上向下或由下向上移动。

2. 虎口搓法

虎口搓法是指以两手虎口及食指桡侧置于施术部位快速搓动。

本法可以用于颈肩、下肢后侧等部位。

二、动作要领

1. 在搓动时两手用力要对称。
2. 搓动动作要快，但向下或向上移动要慢。
3. 在操作时压力适中，腕关节放松，使搓揉动作灵活、连贯。

三、注意事项

1. 用力应沉稳，搓动的速度宜快，但移动的速度要慢，达到"紧搓慢移"的效果。
2. 不宜将受术部位夹得过紧，以免影响手法灵活度，也不可夹得过松，仅在皮上施术，难以起到放松的作用，或导致受术者感到瘙痒。

学习单元十 擦法

擦法是摩擦类手法之一,是用手掌、大鱼际、掌的尺侧等部位摩擦体表的一种手法,是保健按摩中常用的放松类手法。

一、操作方法

擦法根据施术者接触受术者的部位不同,可以分为掌擦法、鱼际擦法、侧擦法,如图5-15所示。

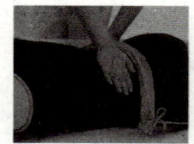
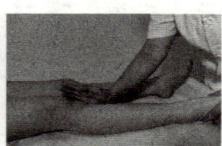
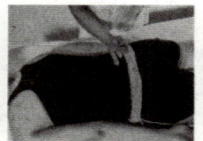
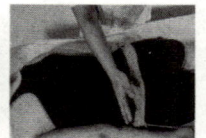

a)掌擦法　　b)鱼际擦法　　c)侧擦法

图5-15　擦法

1. 掌擦法

掌擦法是指用全掌掌面着力于受术部位,做直线往返快速擦动。

2. 鱼际擦法

鱼际擦法是指用大鱼际或小鱼际着力于受术部位,做直线往返快速擦动。

3. 侧擦法

侧擦法是指用掌的尺侧着力于受术部位，做直线往返快速擦动。

二、动作要领

1. 擦法操作时动作要稳，不论是上下摩擦或左右摩擦，均必须直线往返移动，不可歪斜。
2. 施行擦法时往返距离不宜太短，动作要连贯。
3. 压力要均匀适中，不可太大，以摩擦时不使皮肤起皱褶为宜，如在皮肤上直接操作，可以适当涂抹按摩递质。
4. 肩部放松，肘关节自然下垂，做到发力于臂，蓄劲于腕，动作平稳而有节奏性。

三、注意事项

1. 施术者不可屏气，要自然呼吸，压力适中。为防擦破皮肤，可以结合使用按摩膏、按摩油等按摩递质进行操作。
2. 擦法效果以产热为度，如无热感产生，说明擦法施行无效。

学习单元十一 颤 法

颤法是指用手掌、手指等部位施以振动力作用于体表的一种手法，是保健按摩中常用的手法。

一、操作方法

颤法根据施术者接触受术者体表的部位不同，可以分为指颤法、掌颤法，如图 5-16 所示。

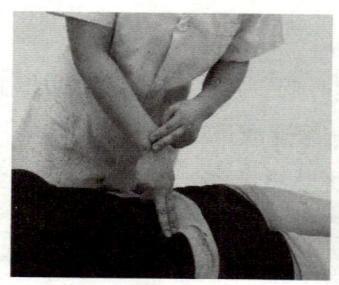 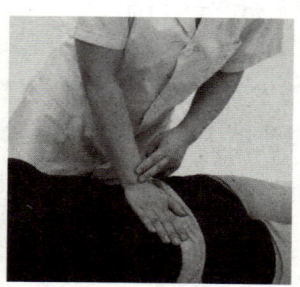

a）指颤法　　　　　　　　　b）掌颤法

图 5-16　颤法

1. 指颤法

指颤法是指以食指、中指指端置于穴位，进行连续、快速的上下颤动。

2. 掌颤法

掌颤法是指以掌置于受术部位，进行连续、快速的上下颤动。

二、动作要领

1. 指、掌紧贴受术部位。
2. 掌、臂做静止性用力，身体其他部位放松，呼吸自然。
3. 振动频率要快，频率为 200～300 次/分钟，动作要连贯，使振动持续不断地传递到施术点。

三、注意事项

1. 在施用颤法时，施术者的手随振动上下，不可离开受术者皮肤，并给予一定持续、稳定的压力。
2. 振动由浅层至深层，以受术者有轻松、舒适之感为宜。

学习单元十二 滚 法

滚法是指通过腕关节的摆动,将力持续作用于受术者身体的一种手法。

一、操作方法

滚法根据施术者接触受术者的部位不同,可以分为侧滚法、立滚法,如图 5-17 所示。

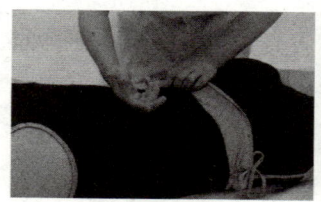
a)侧滚法

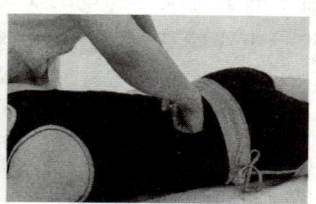
b)立滚法

图 5-17 滚法

1. 侧滚法

侧滚法操作是以手背近小指侧着力于受术部位,肘关节微屈并放松,将前臂的旋转及腕关节的屈伸而产生的力持续地作用在受术部位上。

2. 立滚法

立滚法操作是以小指、无名指、中指背侧及其掌指关节着力于受术部位，肘关节自然伸直，将腕关节的屈伸而产生的力持续地作用在受术部位上。

二、动作要领

1. 肩、臂放松，肘关节屈曲至 120°～140°，有利于腕关节的活动。
2. 腕部放松，施行侧滚法时，腕关节旋转幅度要大，使手背滚动幅度控制在 120° 左右，即腕关节向外转动 80° 左右，腕关节向内回转过初始位置 40° 左右；立滚法施行时，腕关节摆动幅度较小，在 30° 左右，即腕关节在背伸 30° 位和中立位间往返滚动。
3. 滚动时着力部位要吸定于受术部位上，避免往返拖动。
4. 无论哪种滚法，在操作时掌指均应放松，掌心自然虚空，手指任其自然，不要有意分开、并拢或紧握，否则会影响手法的柔软性及弹性。
5. 手法的压力要适量而均匀，动作要协调而有节律，不可忽快忽慢或时轻时重，移动时不可拖擦皮肤。

三、注意事项

1. 滚法操作时着力部位要吸定于受术部位上。
2. 滚法练习时应注意腕关节的活动，避免受伤。

学习单元十三　叩击法

叩击法是指用空掌、空拳、掌根、掌的尺侧、指尖、拳、桑枝棒等叩击体表的一种手法，根据施术者接触受术者的部位不同，可以分为掌拍法、掌根击法、侧击法、指尖击法、拳击法、指尖叩法、啄法，是保健按摩中常用的放松类手法。

一、操作方法

1. 掌拍法

施术者五指自然并拢，掌指关节微屈，使掌心空虚。腕关节放松，前臂主动运动，上下挥臂，带动手掌平稳而有节奏地拍击受术部位；既可以单手操作，亦可以双手操作，在用双掌拍打时，宜双掌交替进行；常用于肩背部、腰骶部和下肢后侧。掌拍法如图5-18所示。

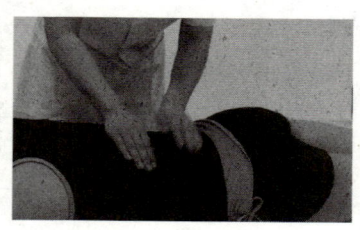

图5-18　掌拍法

2. 掌根击法

施术者手指微屈,腕略背伸,以掌根着力,有弹性、有节律地击打体表。本法用于腰背部,击打力量稍大,如图5-19所示。

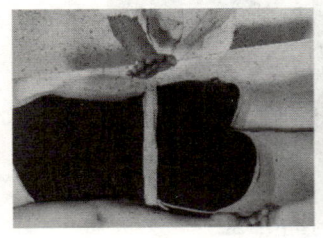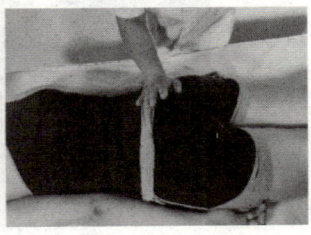

图5-19 掌根击法

3. 侧击法

施术者五指伸直分开,腕关节伸直,以手的尺侧(包括小指和小鱼际)着力,双手交替有弹性、有节律地击打体表。也可以两手相合,同时击打受术部位。本法用于颈肩、腰背及下肢后侧,如图5-20所示。

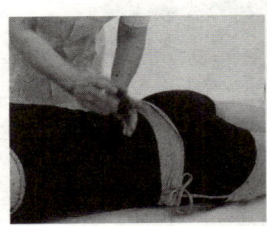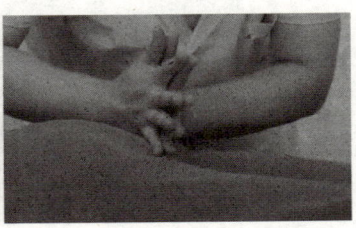

图5-20 侧击法

4. 指尖击法

施术者两手五指屈曲,以指端偏向指腹的部位着力,有弹性、有节律地击打受术者头部，如图 5-21 所示。

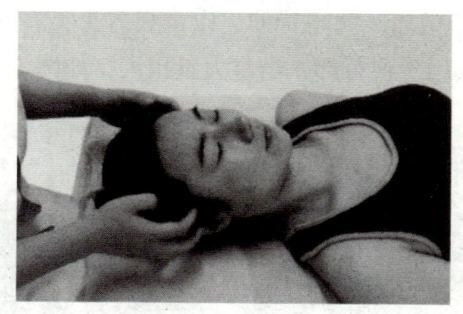

图 5-21　指尖击法

5. 拳击法

施术者以拳面、拳背、拳底有弹性地击打受术者的体表，如图 5-22 所示。拳击法用于背部、腰骶、下肢等肌肉丰厚的区域，力量较大。

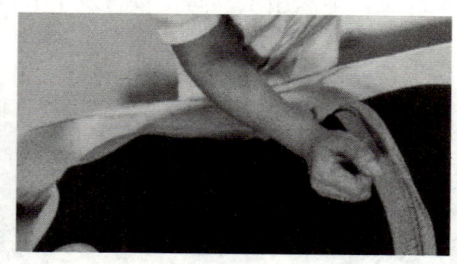

图 5-22　拳击法

6. 指尖叩法

施术者两手五指自然微屈，以指端轻快、有弹性地叩击，多用于头顶及四周，如图 5-23 所示。

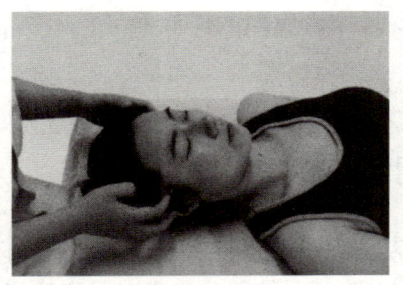

图 5-23 指尖叩法

7. 啄法

施术者两手五指自然微屈,指尖捏在一起,以五指聚拢的指端轻快、有弹性地叩击,多用于刺激穴位,如图 5-24 所示。

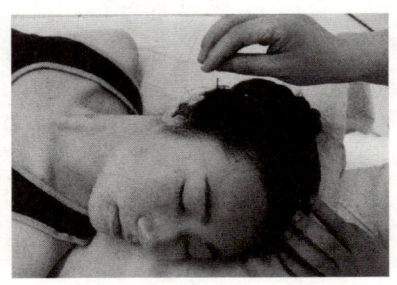

图 5-24 啄法

二、动作要领

1. 无论哪种叩击法,肩、肘、腕关节都应放松,并以肘关节的屈伸带动腕关节自由摆动,只有这样,才能做到有弹性的击打。

2. 叩击动作要连续而有节奏,快慢适中。

3. 叩击力量要适中，应因人体质而异，节奏感要强，避免暴力击打。

三、注意事项

1. 使用叩击法时，可以根据受术部位的不同选择不同的手法，注意力度适中，在皮肤薄弱的部分施术时，应注意保护皮肤。

2. 施行拳击法时，应注意避开骨骼突出处，以免伤害骨膜。

3. 对于老年人、儿童和骨质疏松者，叩击力量宜轻。

学习单元十四 抖 法

抖法是指对受术者某一肢体进行适度牵拉后,做上下或左右抖动,使其形成波浪感的手法,用于受术者四肢,分为上肢抖法和下肢抖法,如图 5-25 所示。

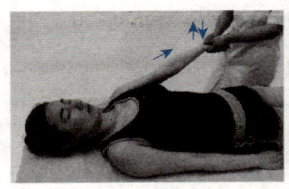
a)上肢抖法

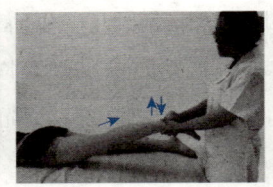
b)下肢抖法

图 5-25 抖法

一、操作方法

1. 上肢抖法

受术者取卧位、坐位或站立位,肩、臂放松。施术者双手握住其腕部,使其上肢牵伸后,做连续、小幅度、均匀、快速的上下抖动,使抖动的振动感似波浪般传递到肩部。

2. 下肢抖法

受术者取俯卧位或仰卧位,下肢放松。施术者站其足侧,双手握住其踝部，使其下肢抬离床面约 30 厘米，略做牵引后，做均匀、连续的上下抖动，使大腿和髋部有舒松感。

二、动作要领

1. 被抖肢体自然伸直，并使肢体肌肉处于松弛状态。
2. 抖动幅度要小，频率要快，且牵引力要适宜，节律均匀。

三、注意事项

1. 在抖动时，牵引力和抖动的力量要协调，避免过度牵拉后难以抖动，或牵拉力量过小，抖动时振动感难以传递。
2. 在抖动过程中，可以瞬间加大抖动幅度，但只能加大抖动幅度，不能加大牵引力。
3. 在抖动受术者上肢后，如果受术者感到腕关节疼痛，此时施术者可以两手分别握住受术者前臂下段和手，相对用力牵拉其腕关节，然后缓慢松开即可。

模块 六
全身保健按摩

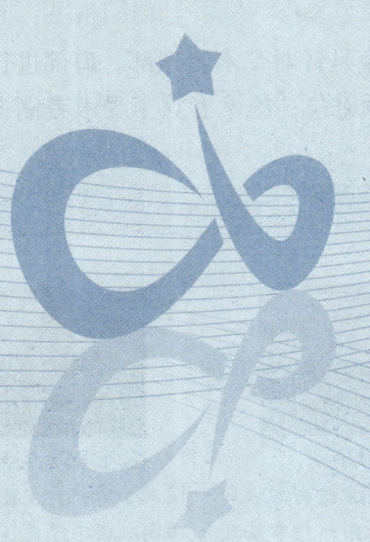

全身保健按摩施术能够使受术者全身达到全面放松、气血调和的目的。本模块主要介绍全身各部位保健按摩的操作方法，在进行全身保健按摩时，一般按照俯卧位时的颈肩部、背腰部、下肢后侧，仰卧位时的头面部、胸腹部、上肢部、下肢前、内侧、外侧的顺序进行。

学习单元一　俯卧位保健按摩

一、颈肩部保健按摩

颈肩部保健按摩是针对受术者颈部、肩部进行按摩施术。在施术时，受术者采用俯卧位，施术者立于受术者侧方，具体操作步骤如下。

操作步骤	
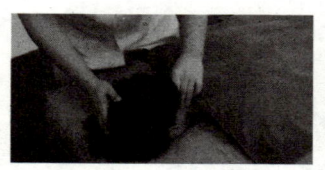 步骤1　拿揉颈项部 以单手或双手自上而下拿揉受术者颈项部3～6遍，可以采用三指拿法或五指拿法。	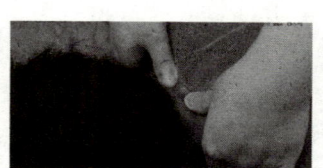 步骤2　点按脊柱两侧 以双手拇指自上而下点按受术者脊柱两侧肌肉丰厚处3～6遍。

操作步骤	
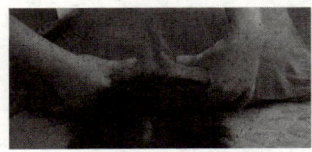 步骤3　拿揉肩部 施术者双手分置于受术者双肩，拇指在后，四指在前，由颈根部自内而外拿揉肩部3～6遍。	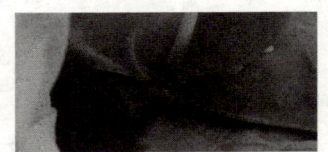 步骤4　点揉肩部穴位① 施术者立于床头，双手拇指点揉受术者双侧肩井穴10～15秒。
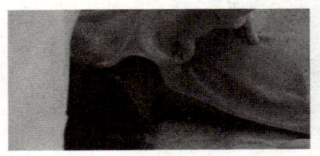 步骤5　点揉肩部穴位② 施术者立于床头，双手拇指点揉受术者双侧秉风穴10～15秒。	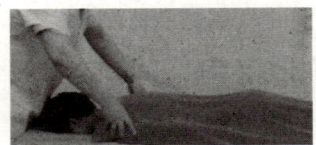 步骤6　点揉肩部穴位③ 施术者立于床头，双手拇指点揉受术者双侧天宗穴10～15秒。
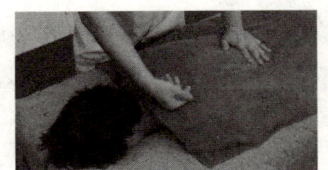 步骤7　㨰肩部 施术者以单手或双手在受术者肩部做侧㨰法或立㨰法3～6遍。	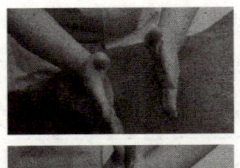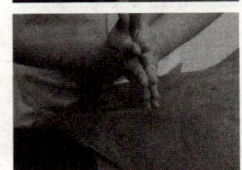 步骤8　叩击肩部 施术者双掌五指自然分开，以双掌交替或合掌叩击的手法自内侧向外侧叩击受术者肩部3～6遍。

注意事项

※ 颈部是人体的重要部位，施术时应注意力度，不可过大，也不可使用暴力，应与受术者及时沟通施术力度。
※ 按压棘突两侧时，应注意手法的轻重程度，以受术者耐受为宜。
※ 拿揉肩部时，应注意在前的四指勿使受术者产生抠掐感。

扫码看视频

颈肩部保健按摩操作

二、背腰部保健按摩

背腰部是人体躯干的主要组成部分，也是日常生活中容易酸痛不适、感到疲劳的部位，是保健按摩中重要的施术部位。在按摩时受术者采用俯卧位，施术者立于受术者侧方，具体操作步骤如下。

操作步骤	
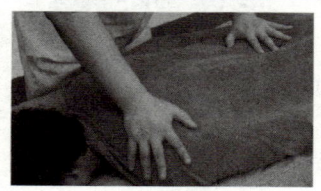 步骤1　晃动背腰部 施术者以双手置于受术者背部，双手协同用力，晃动受术者背腰部。	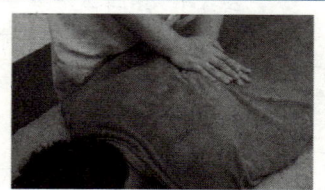 步骤2　按揉背腰部 施术者以单掌或叠掌自上而下按揉受术者背腰部3～6遍。

操作步骤

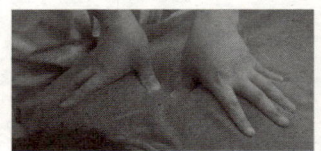

步骤3　点按夹脊穴

施术者用双手拇指自上而下点按受术者夹脊穴3～6遍。

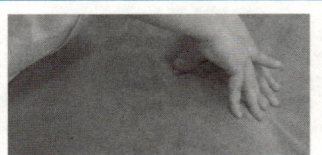

步骤4　弹拨足太阳膀胱经

施术者以拇指自上而下依次弹拨受术者背腰部足太阳膀胱经3～6遍，既可以单指施术、并指施术，亦可以叠指施术。本步骤图示为叠指操作示意。

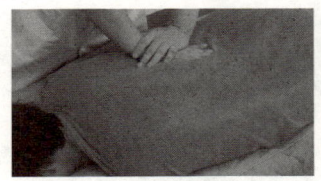

步骤5　按压足太阳膀胱经

施术者以单掌或叠掌，平稳用力，自上而下按压受术者背腰部足太阳膀胱经3～6遍。

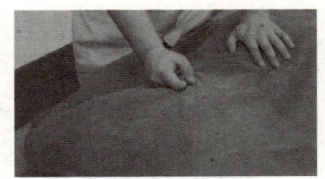

步骤6　㨰揉背腰部

施术者用侧㨰法或立㨰法自上而下㨰揉受术者背腰部3～6遍。

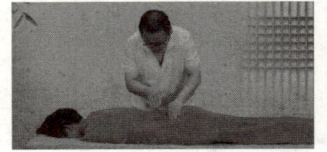

步骤7　拍打背腰部

施术者用双手虚掌自上而下拍打受术者背腰部3～6遍，力度由轻到重、由重到轻。

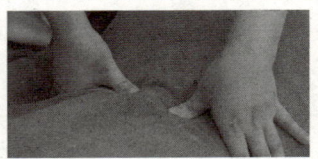

步骤8　点揉肾俞穴

施术者用双手拇指点揉受术者肾俞穴10～15秒。

操作步骤

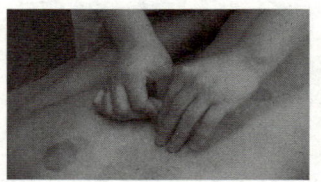

步骤9　提捏背腰部（捏脊）

施术者拇指在后，四指在前，自下而上提捏受术者背腰部3~6遍。

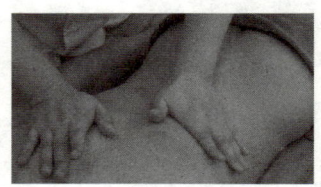

步骤10　擦命门穴

施术者以掌擦法在受术者腰部命门穴做往返的摩擦运动，持续30~60秒，宜在皮肤上使用按摩递质操作，以透热为度。

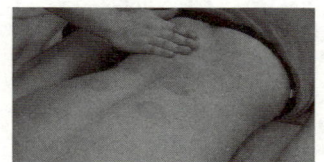

步骤11　擦八髎穴

施术者用掌擦法在受术者骶部八髎穴（即四对骶后孔区域）做往返的摩擦运动，既可以上下纵向，亦可以左右横擦，还可以适当使用按摩递质，持续30~60秒，以透热为度。

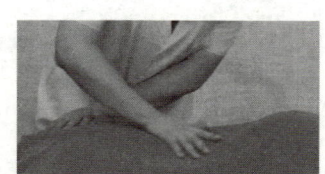

步骤12　直推背腰部

施术者用手掌自上而下直推受术者背腰部3~6遍。

注意事项

在按压夹脊穴、按压足太阳膀胱经及点穴时，手法力度均应从轻到重，不可以突然发力、使用暴力，以免对受术者造成损伤。

模块六 | 全身保健按摩

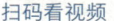
扫码看视频　　背腰部保健按摩操作

三、下肢后侧保健按摩

在进行下肢后侧保健按摩时，受术者采用俯卧位，施术者立于受术者侧方，具体操作步骤如下。

| 操作步骤 |

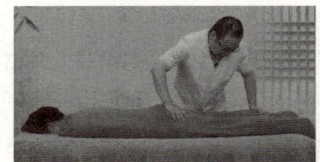

步骤1　直推下肢后侧

施术者用手掌自上而下直推受术者下肢后侧3～6遍。

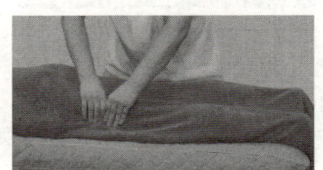

步骤2　拿揉臀部及下肢后侧

施术者用双手拿揉受术者臀部及下肢后侧3～6遍。

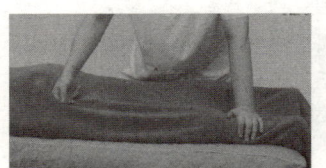

步骤3　㨰下肢后侧

施术者使用立㨰法在受术者下肢后侧操作3～6遍。

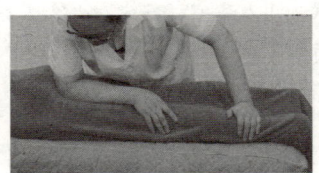

步骤4　按压下肢后侧穴位①

施术者以肘尖或拇指按压受术者承扶穴，持续10～15秒。

操作步骤

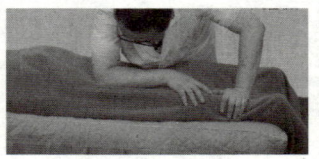

步骤5　按压下肢后侧穴位②
施术者以肘尖或拇指按压受术者殷门穴，持续10～15秒。

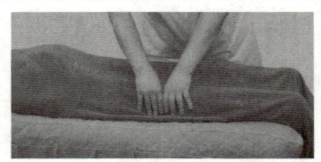

步骤6　按压下肢后侧穴位③
施术者以拇指按压受术者委中穴，持续10～15秒。

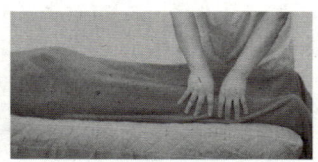

步骤7　按压下肢后侧穴位④
施术者以拇指按压受术者承山穴，持续10～15秒。

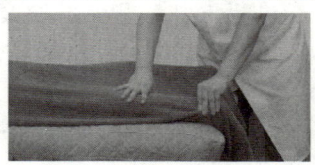

步骤8　拿揉昆仑、太溪穴
施术者用双手手指分别拿揉受术者昆仑、太溪穴，持续10～15秒。

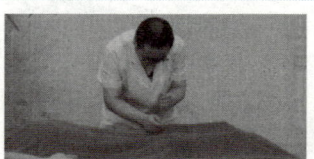

步骤9　叩击臀部及下肢后侧
施术者用双手空心掌或空心拳叩击术者臀部及下肢后侧3～6遍。

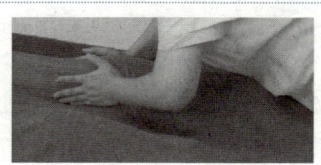

步骤10　抱揉小腿
施术者用双手抱揉受术者小腿3～6遍。

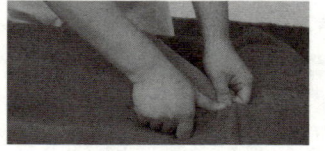

步骤11　推摩足底
施术者用双手拇指从足跟到足尖方向推摩受术者足底3～6遍。

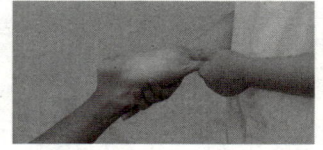

步骤12　拔伸足趾
施术者一手提起受术者小腿，托住足背，另一手以食指和拇指从足踇趾开始依次拔伸受术者趾关节3～6遍。

操作步骤

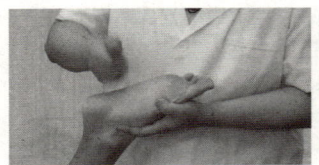

步骤13　叩擦足底①

施术者一手提起受术者小腿并托住足背，另一手用空心拳从足跟向足尖方向叩击足底。叩击结束后，将受术者足部放于床面。

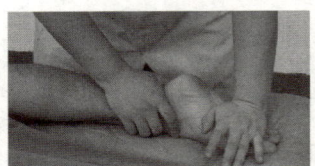

步骤14　叩擦足底②

施术者以手掌根、鱼际在受术者足底施以擦法，以透热为度。如果受术者皮肤较干燥，可以涂按摩递质后施以擦法。

注意事项

在按摩时，应根据受术部位选择合适的力度，在腘窝、跟腱等处按摩时，不宜用力过大。

扫码看视频

下肢后侧保健按摩操作

学习单元二　仰卧位保健按摩

一、头面部保健按摩

按摩头面部时，受术者取仰卧位，施术者坐于受术者头侧，具体操作步骤如下。

操作步骤	
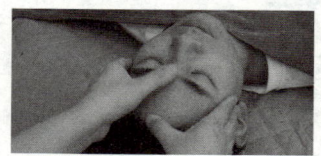 步骤1　轻抹前额 施术者用双手拇指交替抹受术者前额印堂穴至神庭穴，以皮肤透红为度。	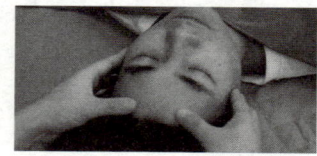 步骤2　分推前额 施术者用双手拇指分推受术者前额印堂穴至太阳穴3～6遍。
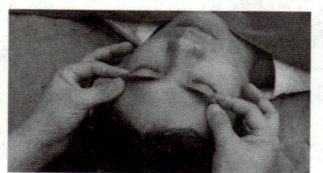 步骤3　轻捏眉弓 施术者用拇指和食指指腹从内侧向外侧轻捏受术者眉弓3～6遍。	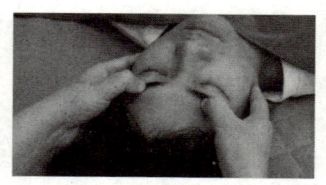 步骤4　点揉眼周穴位 施术者用双手拇指点揉受术者眼周穴位，如攒竹、鱼腰、丝竹空、太阳、睛明、承泣、四白各穴，每个穴位10～15秒（图为点揉鱼腰穴）。

操作步骤

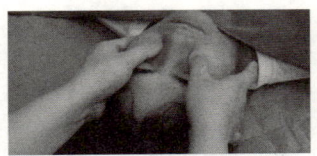

步骤5　推摩鼻翼

施术者用拇指推摩受术者鼻翼两侧，以透热为度。

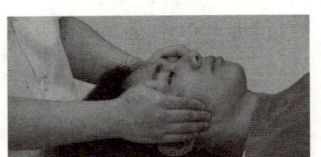

步骤6　轻摩下颌至颊车穴

施术者用四指指腹轻摩受术者下颌至颊车穴3～6遍。

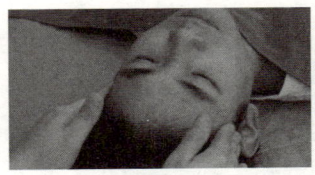

步骤7　轻摩颊车穴至太阳穴

施术者用四指指腹轻摩受术者颊车穴至太阳穴3～6遍。

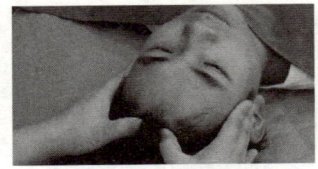

步骤8　点揉五经

施术者用双手拇指依次自印堂、攒竹、丝竹空各穴向后点揉受术者头部五条经脉，即前正中线督脉、足太阳膀胱经、足少阳胆经，一般点按到百会为止，重复3～6遍。

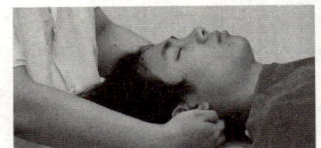

步骤9　勾点风池、风府穴

施术者用双手食、中指勾点受术者风池、风府穴，每个穴位10～15秒。

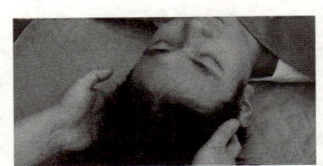

步骤10　梳头栉发

施术者用十指指腹自前向后梳理受术者头皮3～6遍。

操作步骤	
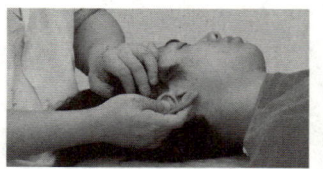 步骤 11　揉捻耳郭 施术者用拇指和食指揉捻受术者耳郭，以透热为度。	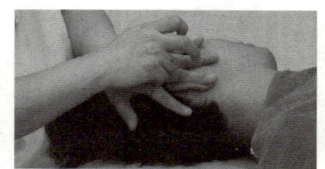 步骤 12　震动鼓膜 施术者用一手掌心或中指指节盖住受术者外耳道，用另一手中指中节叩击自己手背，振动受术者鼓膜。

注意事项

在做头部保健按摩之前，应先观察患者头面部皮肤，若为油性皮肤，可以做干燥处理；若皮肤较为干燥，可以涂抹一些按摩递质。

扫码看视频

头面部保健按摩操作

二、胸腹部保健按摩

胸腹部保健按摩受术者采用仰卧位，施术者立于受术者头侧、身侧，具体操作步骤如下。

操作步骤

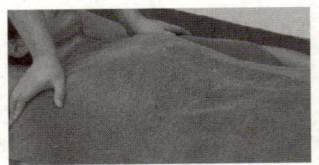

步骤1　掌按中府、云门穴
施术者以双掌大鱼际和掌根处置于受术者锁骨附近中府、云门穴，同时用力向下按压，持续1～2分钟。既可以双侧同时操作，也可以双掌叠掌操作一侧后操作另一侧。

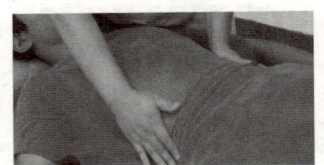

步骤2　分推胸部至两胁
施术者以两手自上而下从胸部正中线沿肋分推至两胁3～6遍。

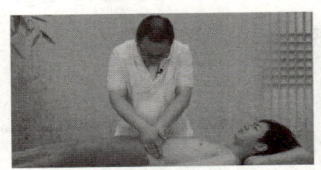

步骤3　提拉带脉
施术者双手重叠提拉受术者带脉，至最大限度时可以停留数秒，再缓慢放下，反复操作3～6遍。

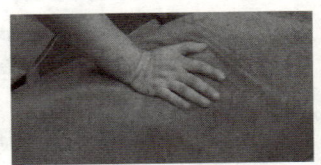

步骤4　掌揉腹部
施术者以鱼际或掌根揉受术者腹部1～2分钟，操作时，顺时针、逆时针操作时长各半。

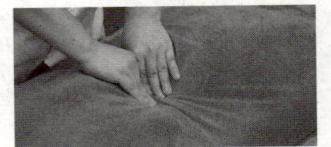

步骤5　轻拿腹部
施术者以五指拿法轻柔、缓和地提拿受术者的腹直肌1～2分钟。

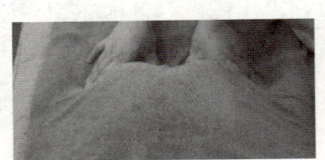

步骤6　点按腹部穴位
施术者以拇指或四指依次点按受术者腹部上脘、中脘、下脘、天枢、气海、关元各穴，每个穴位10～15秒。

操作步骤

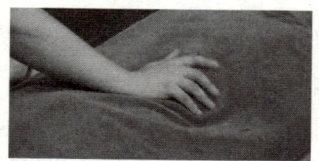

步骤7　摩腹

施术者以全掌轻置于受术者腹部,以摩法环旋抚摩腹部1~2分钟。摩腹时可以参考以下顺序:剑突下胃脘部→上腹部→脐→下腹部→右下腹→右腹部→右上腹→左上腹→左腹部→左下腹→脐。

注意事项

※ 按压中府、云门穴时应循序渐进,按压时应有胀重感或热气下行感。

※ 揉腹时应带动皮下组织或带动脏器,不宜与皮肤表面有摩擦。

※ 揉腹、拿腹时若受术者腹壁紧张,可使其屈膝或在受术者膝后垫一枕头。

※ 在摩上腹部两侧时,可以使用鱼际进行操作,避免四指冲击肋骨造成不适。

扫码看视频

胸腹部保健按摩操作

三、上肢部保健按摩

上肢部保健按摩受术者采用仰卧位,施术者立于侧方,操作步骤如下。

操作步骤

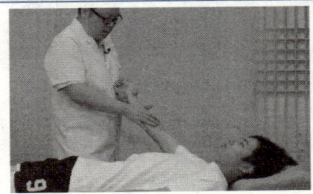

步骤1　掌推上肢

施术者以掌自受术者腕向肩方向,交替推受术者上肢的内侧、外侧3～6遍。

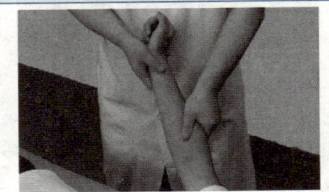

步骤2　拿揉上肢

施术者一手握受术者腕,另一手自受术者肩到腕交替拿揉受术者上肢的内侧、外侧3～6遍。

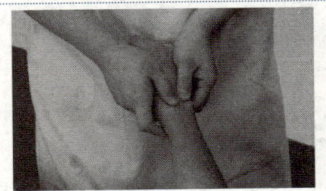

步骤3　按揉腕关节

受术者掌心向下,自然放松,施术者双手拇指置于受术者腕关节背面,交替按揉腕关节30～60秒。

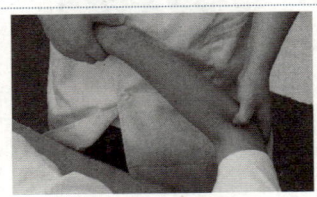

步骤4　点揉上肢穴位①

施术者一手托受术者手部,另一手用拇指点揉受术者曲池穴10～15秒。

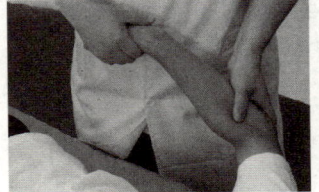

步骤5　点揉上肢穴位②

施术者一手托受术者手部,另一手用拇指点揉受术者手三里穴10～15秒。

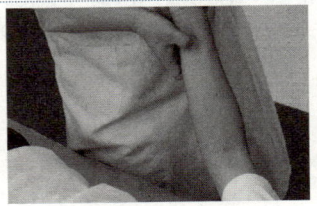

步骤6　点揉上肢穴位③

施术者一手托受术者手部,另一手用拇指点揉受术者内关穴10～15秒。也可让受术者掌心向下,用中指勾点受术者内关穴。

163

操作步骤	
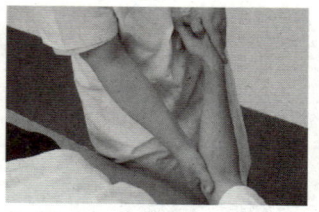 步骤7　点揉上肢穴位④ 施术者一手托受术者肘部，另一手用拇指点揉受术者合谷穴10～15秒。	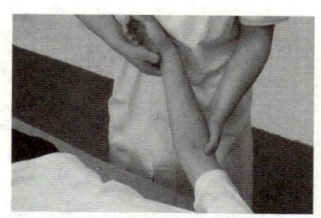 步骤8　点揉上肢穴位⑤ 施术者一手托受术者肘部，另一手用拇指点揉受术者神门穴10～15秒。
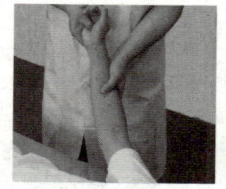 步骤9　点揉上肢穴位⑥ 施术者一手托受术者前臂部，另一手用拇指点揉受术者劳宫穴10～15秒。	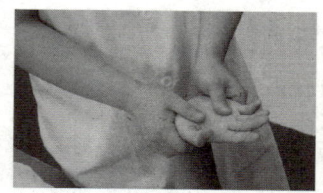 步骤10　推按手掌 受术者掌心向上，五指放松，施术者以双拇指指腹交替从受术者掌根分别沿大、小鱼际向指尖方向推按其手掌3～6遍。
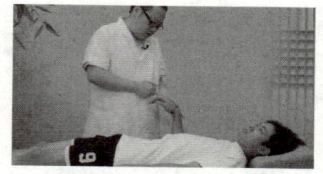 步骤11　拔伸手指 受术者掌心向下，施术者一手握住受术者手腕，另一手以食、中二指夹住受术者手指，自拇指到小指，依次拔伸五指。	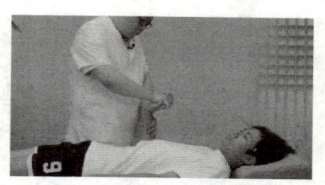 步骤12　摇腕关节 施术者一手握住受术者前臂下段近腕关节处，另一手五指与受术者五指交叉，环旋摇动受术者腕关节30～60秒。

模块六 | 全身保健按摩

操作步骤

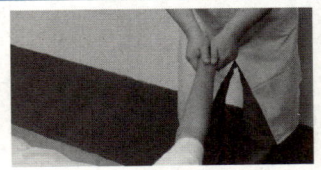

步骤13　牵抖上肢

施术者双手握住受术者腕部和手部，略施牵引，使其上肢伸直，进行小幅度、连续、快速的抖动30～60秒。

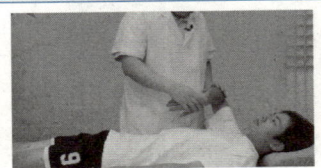

步骤14　摇肩关节

施术者一手握受术者的手，一手托其肘部，环旋摇动受术者肩关节3～6遍。

注意事项

※ 在抖动上肢时，施术者应注意保持自然呼吸，不宜屏息憋气；在抖动过程中，可以瞬间加大抖动幅度1～2次，应注意，只加大抖动幅度，而不加大牵引力。

※ 在摇肩关节时，如果受术者肩关节活动受限，则施术者应在其受限范围内进行摇动。

扫码看视频

上肢部保健按摩操作

四、下肢部前侧、内侧和外侧保健按摩

下肢部前侧、内侧和外侧保健按摩受术者采用仰卧位，施术者立于侧方，操作步骤如下。

操作步骤

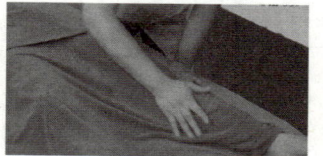

步骤1　直推下肢

施术者以掌分别自上而下直推受术者下肢前侧、内侧、外侧部3～6遍。

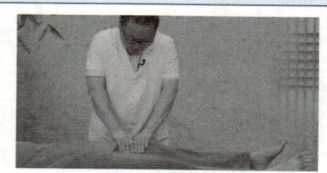

步骤2　拿揉下肢

施术者用双手分别拿揉受术者下肢前侧、内侧、外侧部3～6遍。

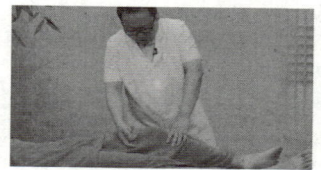

步骤3　㨰揉下肢

施术者用㨰法分别㨰揉受术者下肢前侧、内侧、外侧3～6遍。

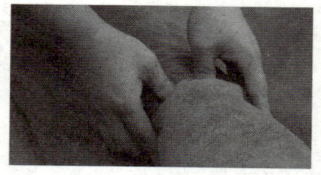

步骤4　拨揉膝眼

施术者用双拇指同时拨揉受术者膝眼3～6遍。用力由轻到重，不可使用暴力。

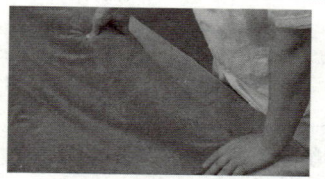

步骤5　点揉下肢腧穴①

施术者用拇指点揉受术者下肢血海穴10～15秒。

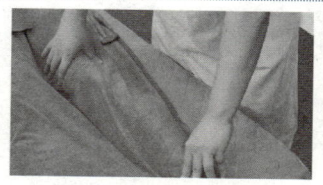

步骤6　点揉下肢腧穴②

施术者用拇指点揉受术者下肢梁丘穴10～15秒。

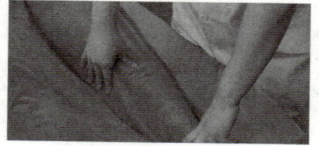

步骤7　点揉下肢腧穴③

施术者用拇指点揉受术者下肢足三里穴10～15秒。

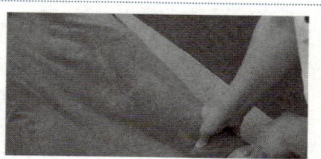

步骤8　点揉下肢腧穴④

施术者用拇指点揉受术者下肢三阴交穴10～15秒。

操作步骤

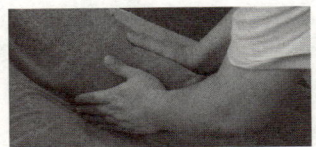

步骤 9　抱揉膝关节

施术者用双手分置于受术者膝关节内侧和外侧，环抱膝关节并做交替方向的环圈揉动 30～60 秒。

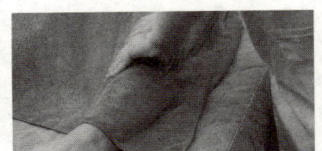

步骤 10　拨揉足阳明胃经

施术者用双手拇指并指或叠指，或用单手拇指，自上而下拨揉受术者下肢足阳明胃经 3～6 遍。

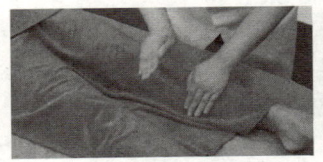

步骤 11　拍打下肢

施术者用空心掌自上而下拍打受术者下肢 3～6 遍。在拍打至膝关节时应减轻力度。

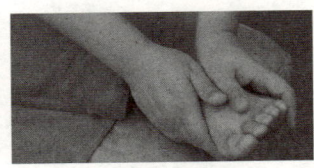

步骤 12　推摩足背

施术者用双手拇指及大鱼际分别置于受术者足背的内、外两侧，交替推摩受术者足背 30～60 秒。

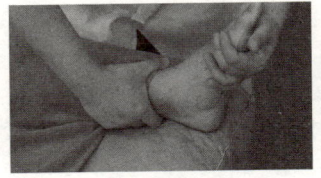

步骤 13　环摇踝关节

施术者一手握受术者小腿下段近踝关节处，另一手托握住受术者足底部，使受术者踝关节做被动的环旋运动持续 30～60 秒。摇动最后一遍时，可以使其做被动的踝关节背伸、跖屈。

注意事项

※ 在下肢前侧、内侧、外侧操作时,操作膝关节处应注意力度不可以过大,以免伤及髌骨,造成不适。在小腿操作时,注意不可直接在胫骨前面操作。

※ 在滚动操作时,让受术者做外展、外旋动作,以便进行下肢前侧、内侧操作。

扫码看视频　　下肢前侧、内侧、外侧保健按摩操作

模块七 不适症保健按摩

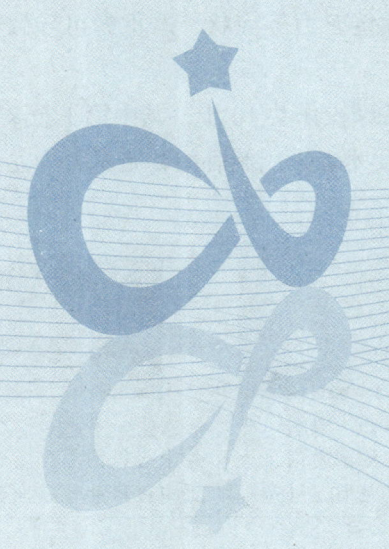

学习单元一　食欲不振保健按摩

食欲不振是指不想吃饭或腹中无饥饿感，食后脘腹不适的一种自觉症状。

食欲不振常因情志所伤、饮食不当、脾胃虚弱、过度劳累导致脾胃功能下降、无力运化所致。

食欲不振的表现为不想吃饭，有人腹中无饥饿感，有人虽感饥饿但不想食，有人食后脘腹不适，或伴口淡无味、吃饭不香、脘腹发凉、大便清稀、体倦乏力等症状。严重者可导致厌食拒食、恶心呕吐、身体羸弱等。

食欲不振保健按摩操作共10步，其中第1至7步受术者采用仰卧位，第8至10步受术者采用俯卧位，施术者均立于其侧方施术。

操作步骤	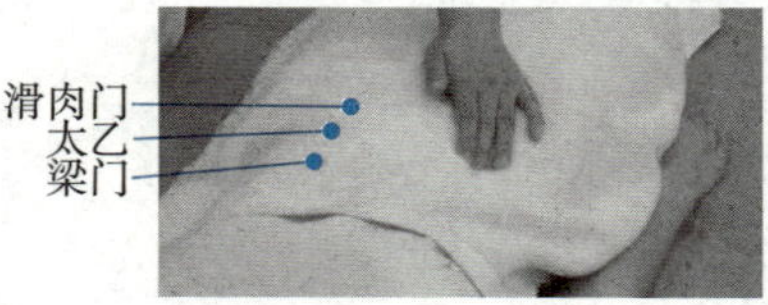
步骤1　点按梁门、太乙、滑肉门穴 施术者用拇指点按受术者梁门、太乙、滑肉门穴，每个穴位10～15秒。	步骤2　分推两胁 施术者以两手自上而下从受术者胸部正中线沿肋骨分推至两胁3～6遍。

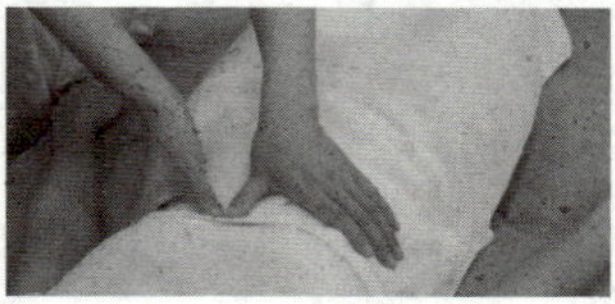

操作步骤

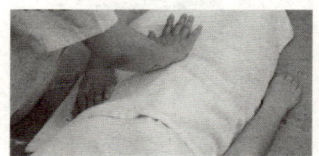

步骤3　直推任脉
施术者用手掌自上而下直推受术者腹部任脉3～6遍。

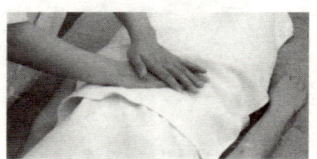

步骤4　揉上腹部
施术者以鱼际、掌根或全掌揉受术者上腹部1～2分钟，以顺时针揉为主。

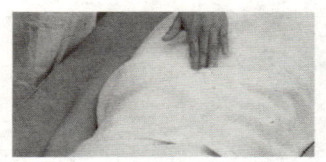

步骤5　指振腧穴
施术者以食指和中指或中指和无名指二指指振受术者腹部腧穴，在上脘、中脘、下脘、天枢、气海、关元穴上各操作10～15秒。

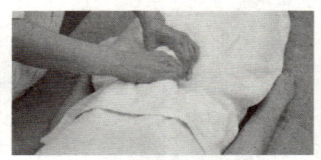

步骤6　提拿腹肌
施术者虎口张开，以五指拿住受术者腹直肌，自上而下轻柔、和缓地提拿1～2分钟。

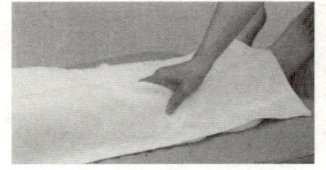

步骤7　点揉足三里穴
施术者以拇指点揉受术者足三里穴10～15秒，以酸胀为度。

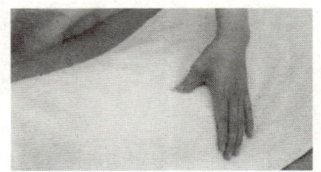

步骤8　点按脾俞、胃俞、三焦俞穴
受术者采用俯卧位，施术者用拇指点按受术者脾俞、胃俞、三焦俞穴，力量由轻到重，每个穴位10～15秒。

操作步骤

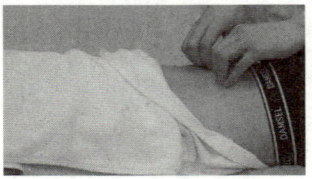

步骤 9　捏脊

施术者用拇指与食指、中指二指相对用力，自下而上沿受术者脊柱两侧自长强穴至大椎穴平齐高度，提捏其脊柱两侧的皮肤 3～6 遍。

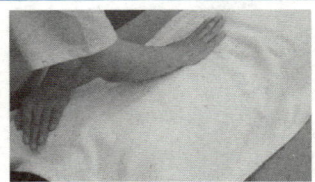

步骤 10　直推足太阳膀胱经

施术者用手掌自上而下直推受术者背部足太阳膀胱经 5～8 遍。

注意事项

在调理食欲不振手法操作时，应注意轻重刺激手法相结合，调理气机。

模块七 | 不适症保健按摩

学习单元二　胸闷保健按摩

胸闷是指胸部满闷、有堵塞感或气短的一种自觉症状，常因情志失调、饮食不当以及他病所致，也可能与天气变化有关。

因情志失调所致胸闷者常伴有愁眉不展、心情低落、长吁短叹等表现；因饮食不当导致胸闷者常有暴饮暴食等不良饮食习惯，并伴有脘腹不适、大便不畅等表现，也有部分人劳累后出现症状或加重。

胸闷保健按摩操作共分为9步。前6步受术者采用仰卧位，后3步受术者采用俯卧位，第1步操作时，施术者可站于受术者头侧；其余步骤，施术者均立于其侧方。

操作步骤

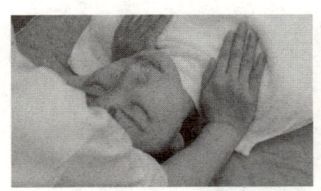

步骤1　按压双肩
施术者用掌根按压受术者双肩5～8次。

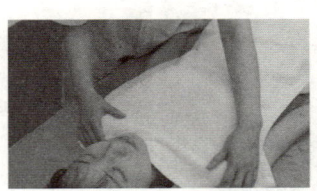

步骤2　分推胸胁
施术者用双掌分推受术者胸胁部5～8遍。

操作步骤	
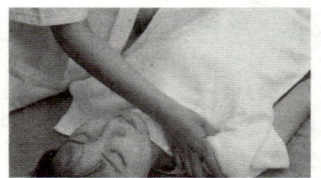 步骤3　点按中府、云门、膻中穴 施术者用拇指点按受术者中府、云门、膻中穴各半分钟。	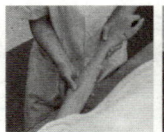 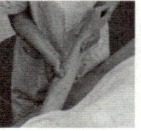 　　曲池　　　手三里 步骤4　点按曲池、手三里穴 施术者用拇指点按受术者曲池、手三里穴，每穴半分钟。
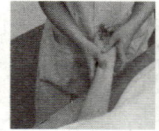 　内关　　　　合谷 步骤5　点按内关、合谷穴 施术者用拇指点按受术者内关、合谷穴，每穴半分钟。	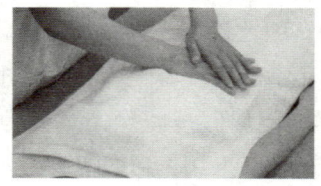 步骤6　揉腹 施术者用叠掌顺时针揉受术者全腹部3～5分钟。
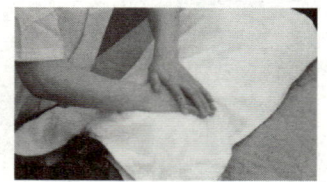 步骤7　按揉背腰部 施术者用单掌或叠掌按揉受术者背腰部3～5分钟，重点区域为上背部。	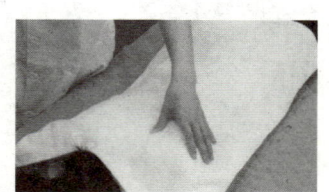 步骤8　点按肺俞、心俞、肝俞穴 施术者用拇指点按受术者肺俞、心俞、肝俞各穴，每穴半分钟。

操作步骤

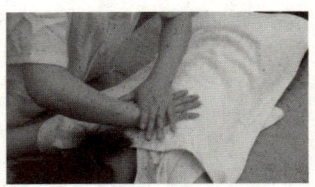

步骤9　直推背腰部

施术者用手掌自上而下直推受术者背腰部5～8遍。

注意事项

在胸闷手法操作时应多注意肺、肝、心等脏腑对胸闷的影响，肺气闭塞时多开胸顺气，肝郁时则多理气解郁，心血瘀阻时则多活血通痹，以取得更好的效果。

学习单元三　头部不适保健按摩

头部不适是指头部出现头痛、头重、头部酸沉等常见自觉症状，严重时会影响人们正常的工作、学习和生活。头部不适可以由情志失调、外邪侵袭、过度劳累等原因导致，是日常生活中常见的不适状态。

因情志失调所致的头部不适者常有发怒史，发生口角后出现头痛目胀或面红目赤、心烦易怒、口苦不眠等现象；因外邪侵袭所致的常有受寒、受热或中暑史，出现头痛、头蒙、头紧，并伴有身痛、恶心、口苦口黏等现象；过度劳累导致的头部不适往往与脑力劳动过多有关，头部空痛或隐痛，伴有头晕、失眠、健忘、烦躁等现象。

在头部不适保健按摩操作时，受术者采用仰卧位，施术者坐于其头侧，保健按摩操作步骤如下。

操作步骤	
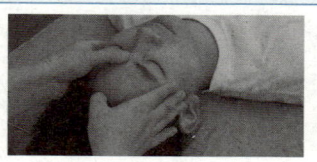 步骤1　轻抹前额 施术者用双手拇指交替自受术者前额印堂穴至神庭穴进行推抹，以皮肤透红为度。	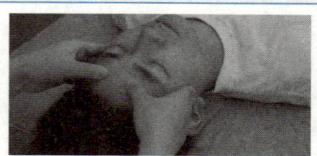 步骤2　分推前额 施术者用双手拇指分推受术者前额至太阳穴5～8遍。

操作步骤	
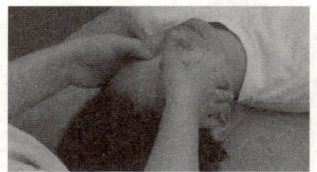 步骤3　点揉头部腧穴① 施术者用双手拇指点揉攒竹穴10～15秒。	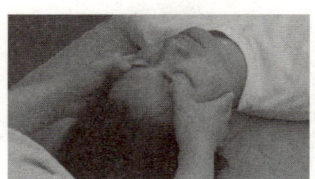 步骤4　点揉头部腧穴② 施术者用双手拇指点揉鱼腰穴10～15秒。
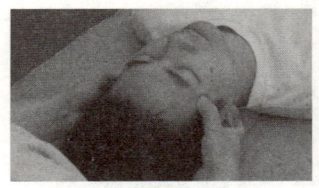 步骤5　点揉头部腧穴③ 施术者用双手拇指点揉太阳穴10～15秒。	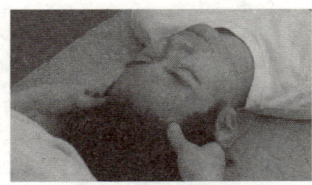 步骤6　点揉头部腧穴④ 施术者用双手拇指点揉头维穴10～15秒。
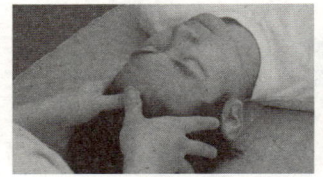 步骤7　点揉头部腧穴⑤ 施术者用双手拇指点揉神庭穴10～15秒。	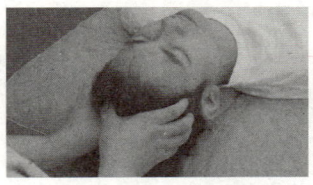 步骤8　按揉足少阳胆经 施术者用食指、中指、无名指及小指四指置于头部两侧，以指腹用力，采用多指揉法自前向后按揉受术者头部足少阳胆经5～8遍。

操作步骤

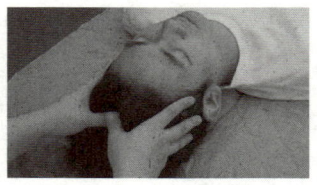

步骤9　按揉头顶

施术者用双手拇指自前向后依次点揉受术者头部五经（即督脉、足太阳膀胱经、足少阳胆经），点按百会等穴位5～8遍。

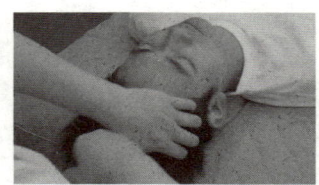

步骤10　梳头栉发

施术者用十指指腹或指背，沿头两侧自前向后梳理受术者头皮3～6遍。

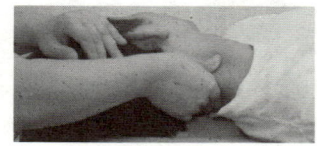

拿揉颈部

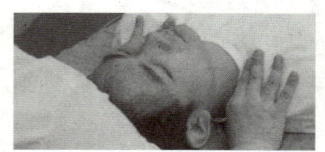

拿揉肩部

步骤11　拿揉颈肩部

施术者用拇指和其余四指相对用力拿揉受术者颈部及肩部5～8遍。

注意事项

※ 在头部不适点穴操作时，除基础穴位外，还应适当增加对症治疗的穴位，如前额不适可以点阳白穴，两侧不适可以点角孙穴，脑后不适可以点风池穴。

※ 在有头发覆盖区域进行手法操作时，不要拉扯头发。

※ 分推前额操作时，以拇指为主动用力部位，其余四指仅起辅助固定作用。

学习单元四　颈肩部酸沉保健按摩

颈肩部酸沉是指颈肩部无明显压痛，无明显功能障碍，以颈肩部酸胀、沉重为主要特征的一种自觉症状。其原因可为颈肩部活动频繁，或长时间姿势不当、机械重复，或感受风寒，或筋骨外伤。

颈肩部酸沉以颈肩部酸胀、沉重如有物压为主要特征，并可见颈肩部肌肉紧张度增高，有僵硬感或酸困无力，常伴有肩部发凉的感觉，或惧怕风吹。

颈肩部酸沉保健按摩受术者采用俯卧位，施术者立于其侧方，在分推肩背部或点按腧穴时，施术者可站于受术者头侧。颈肩部酸沉保健按摩操作步骤如下。

操作步骤	
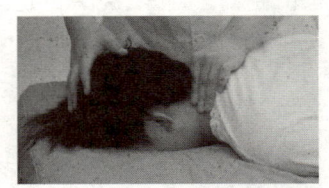 **步骤1　拿揉颈部** 施术者以单手或双手自上而下拿揉受术者颈部3~6遍。	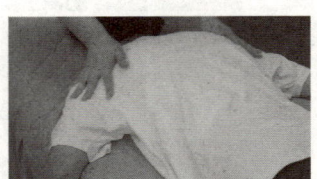 **步骤2　分推肩背部** 施术者用双手掌根部分推受术者肩背部5~8遍。

操作步骤

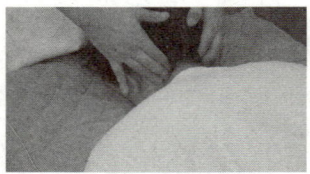

步骤3　点按、点揉风池穴
施术者用双手拇指或食指点按、点揉风池穴10～15秒。

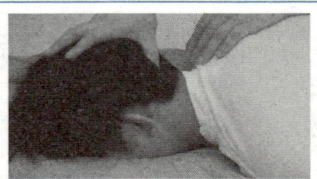

步骤4　点按、点揉风府穴
施术者用拇指或食指点按、点揉受术者风府穴10～15秒。

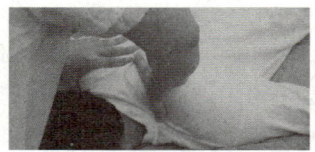

步骤5　点按、点揉肩井穴
施术者用双手拇指或食指点按、点揉肩井穴10～15秒。

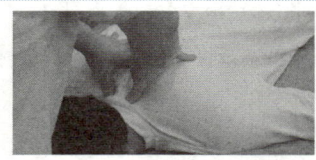

步骤6　点按、点揉肩外俞穴
施术者用双手拇指或食指点按、点揉肩外俞穴10～15秒。

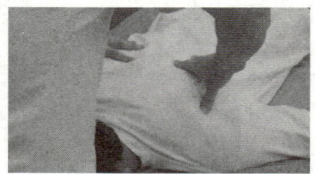

步骤7　点按、点揉天宗穴
施术者用双手拇指或食指点按、点揉天宗穴10～15秒。

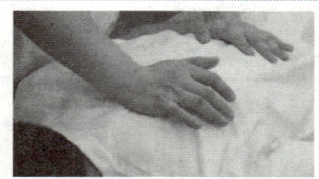

步骤8　按揉肩背部
施术者用单掌或叠掌按揉受术者肩背部5～8遍。

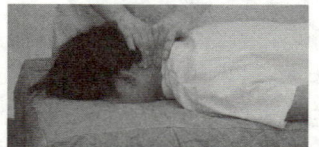

步骤9　拿揉颈项部
施术者由上至下拿揉受术者颈项部5～8遍。既可以单手操作，亦可以双手操作。

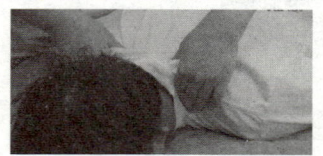

步骤10　拿揉肩部
施术者双手分置于受术者双肩，由颈根部自内而外拿揉其肩部3～6遍，亦可双手在受术者一侧肩部操作后再进行另一侧肩部操作。

操作步骤

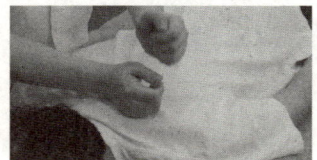

步骤 11　叩击肩背部

施术者用双手空心拳或小鱼际叩击受术者肩背部 3~6 遍。

注意事项

※ 拿揉颈部时应注意提起的力度适中，不宜过大，以免受术者颈前部产生紧束感。

※ 拿揉肩部时注意手法正确，不要让受术者产生抠掐的感觉。

※ 在进行叩击等有垂直向下力的手法操作时，在骨性凸起较明显处不可用力过大。

※ 禁止扳动受术者颈椎。

※ 保健按摩结束时可提醒受术者平时注意颈肩部保暖，不宜长期以固定姿势工作，适当进行颈肩部活动。

学习单元五　四肢酸沉保健按摩

四肢酸沉是指由于四肢过度疲劳或受凉引起的肌肉或关节酸沉无力等症状。其原因包括过度疲劳、感受风寒、脾胃虚弱等。

四肢酸沉以四肢肌肉、关节感到酸沉、胀痛为主要表现。四肢各处并无明显压痛点，局部肌张力增高，休息后症状可以改善，四肢可以自由活动，关节活动无障碍。

若为过度疲劳所致，必有肢体活动量过大、活动时间过长的诱因；若为感受风寒所致，则有肢体受凉史，并有四肢发凉、遇冷酸痛加重、遇热酸痛减轻的特点；若为脾胃虚弱所致，则平时神疲乏力、少气懒言、纳呆腹胀、便溏等，也可能出现肌肉的消瘦。

四肢酸沉保健按摩基本操作共27步，前17步受术者采用仰卧位，后10步受术者采用俯卧位，施术者均立于受术者侧方。

操作步骤	
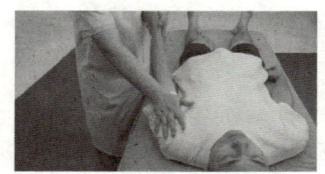 步骤1　直推上肢 施术者自受术者腕向肩用掌交替直推上肢的内侧、外侧3～6遍。	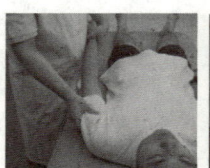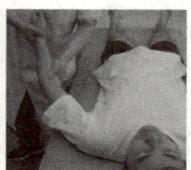 步骤2　拿揉上肢 施术者自受术者肩向腕用双手交替拿揉上肢的内侧、外侧3～6遍。

操作步骤	
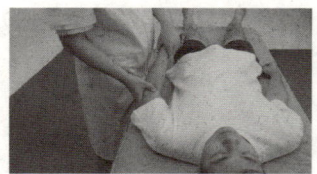

步骤 3　点按曲池穴

施术者用拇指点按受术者曲池穴 10~15 秒。 |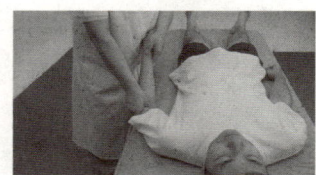

步骤 4　点按手三里穴

施术者用拇指点按受术者手三里穴 10~15 秒。 |
|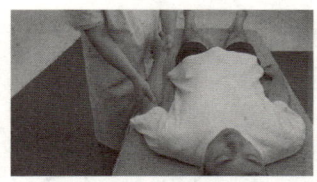

步骤 5　点按尺泽穴

施术者用拇指点按受术者尺泽穴 10~15 秒。 |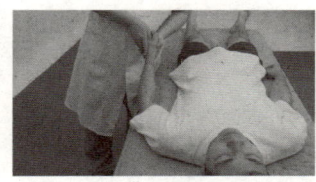

步骤 6　点按合谷穴

施术者用拇指点按受术者合谷穴 10~15 秒。 |
|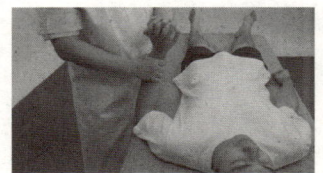

步骤 7　摇腕关节

施术者五指与受术者五指交叉,环旋摇动受术者腕关节 30~60 秒。操作时可进行顺时针和逆时针方向的摇动。 |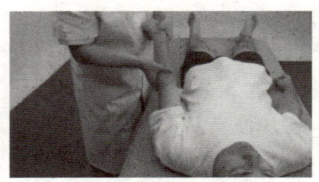

步骤 8　指推上肢

施术者用拇指及虎口推上肢的内侧、外侧 5~8 遍。 |

操作步骤

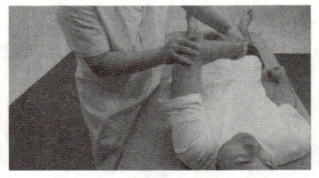

步骤 9　摇肩关节

施术者一手握受术者手腕,一手托其肘关节,使受术者肩关节做环旋摇动半分钟。

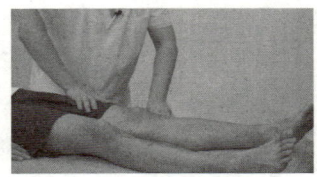

步骤 10　直推下肢

施术者用单掌自上而下分别直推受术者下肢前侧、内侧、外侧 3～6 遍。

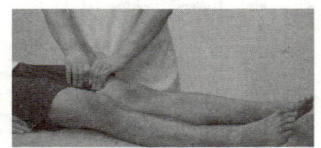

步骤 11　拿揉下肢

施术者用双手拿揉下肢前侧、内侧、外侧 3～6 遍。

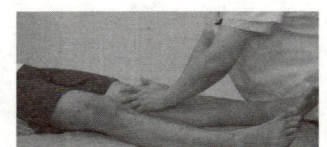

步骤 12　抱揉膝关节

施术者用双手抱揉受术者膝关节 30～60 秒。

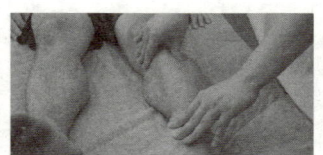

步骤 13　点揉足三里穴

施术者用拇指点揉足三里穴 10～15 秒。

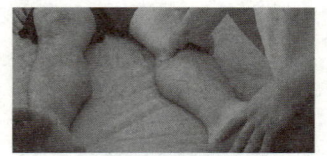

步骤 14　点揉阴陵泉穴

施术者用拇指点揉阴陵泉穴 10～15 秒。

操作步骤	
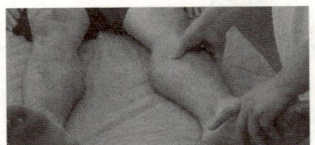 **步骤15　点揉地机穴** 施术者用拇指点揉地机穴10～15秒。	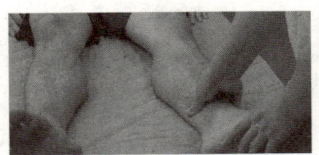 **步骤16　点揉三阴交穴** 施术者用拇指点揉三阴交穴10～15秒。
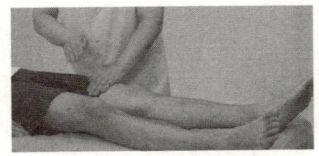 **步骤17　拍打下肢** 施术者用空心掌虚掌自上而下拍打受术者下肢3～6遍。	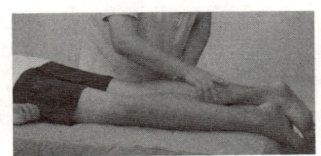 **步骤18　直推下肢后侧** 施术者用手掌自上而下直推受术者下肢后侧3～6遍。
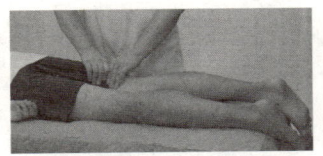 **步骤19　拿揉臀部及下肢后侧** 施术者用双手拿揉受术者臀部及下肢后侧3～6遍。	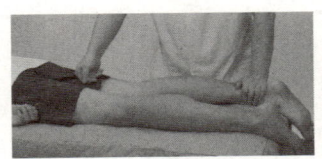 **步骤20　滚臀部及下肢后侧** 施术者使用立滚法，在受术者臀部及下肢后侧自上而下进行滚动操作3～6遍。

| 操作步骤 |

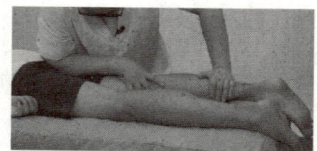

步骤 21　点揉承扶穴
施术者以拇指或肘尖部位点揉承扶穴10～15秒。

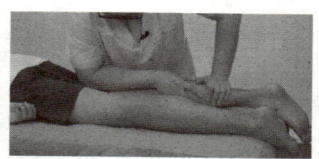

步骤 22　点揉殷门穴
施术者以拇指或肘尖部位点揉殷门穴10～15秒。

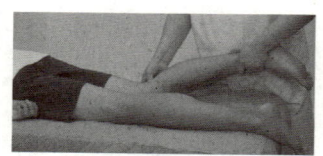

步骤 23　点揉委中穴
施术者以拇指或肘尖部位点揉委中穴10～15秒。

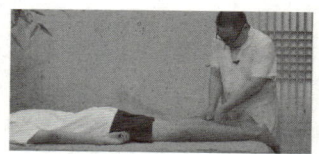

步骤 24　点揉承山穴
施术者以拇指或肘尖部位点揉承山穴10～15秒。

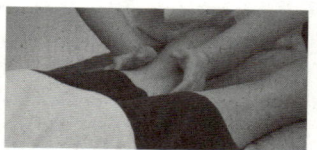

步骤 25　抱揉下肢
施术者用双手分别置于受术者下肢内侧、外侧，相对而动，自上而下抱揉受术者下肢3～6遍。

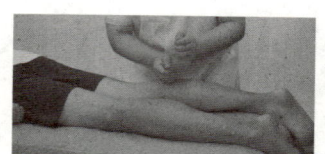

步骤 26　叩击臀部及下肢后侧
施术者用双手空心掌或空心拳叩击受术者臀部及下肢后侧3～6遍。

操作步骤

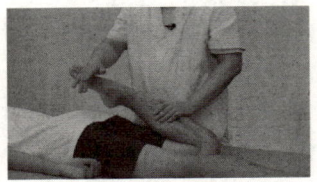

步骤27　活动关节

施术者被动屈曲受术者膝关节，并使其踝关节做跖屈，使其足跟尽可能靠近其臀部，反复5～8次。

注意事项

※ 做揉法时注意要吸附在施术部位上，不可以形成对皮肤的摩擦或拖拽。
※ 在搓揉下肢后侧至小腿部时，可以将受术者小腿稍抬起。
※ 在点揉委中穴时，可以将受术者小腿稍抬起，用拇指点揉委中穴，注意力度，以受术者可耐受为宜。

学习单元六　焦虑紧张保健按摩

焦虑紧张是一种以植物神经功能紊乱为主要表现的亚健康状态，可因长期的精神压力、工作压力以及思虑过度、频繁熬夜，导致焦虑或情绪波动。

焦虑紧张常表现为心情抑郁、情绪不宁、胸部满闷、胸胁胀痛、易怒易哭、恐惧害怕等；或伴有头晕、心悸、呼吸急促、口干、尿频、尿急、出汗；或咽中如有异物梗塞等；或坐立不安、坐卧不宁、烦躁、健忘等。

焦虑紧张保健按摩操作共 16 步。其中第 1 至 10 步受术者采用仰卧位，第 11 至 16 步受术者采用俯卧位；第 1 至 8 步施术者坐于受术者头侧，第 9 至 16 步施术者立于受术者侧方。

操作步骤

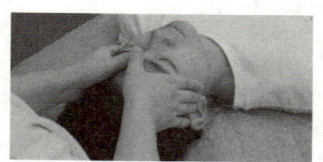

步骤 1　点揉印堂穴

施术者以双手拇指点揉印堂穴 10～15 秒。

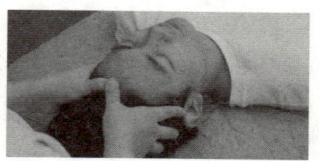

步骤 2　点揉神庭穴

施术者以双手拇指点揉神庭穴 10～15 秒。

操作步骤

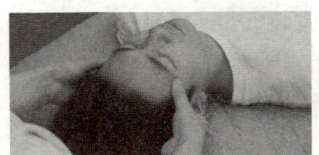

步骤 3　点揉太阳穴

施术者以双手拇指点揉太阳穴 10～15 秒。

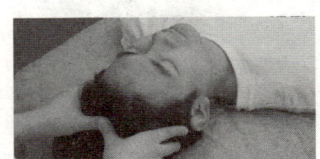

步骤 4　点揉百会穴

施术者以双手拇指点揉百会穴 10～15 秒。

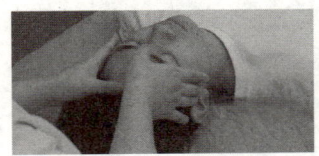

步骤 5　轻抹前额

施术者以双手拇指交替轻抹受术者前额印堂穴至神庭穴，以皮肤微红为度。

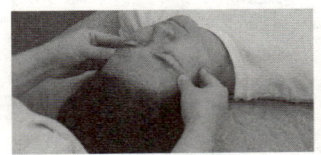

步骤 6　分推前额

施术者四指固定在头两侧，双手拇指分别从受术者印堂穴至太阳穴分推整个前额，以皮肤微红为度。

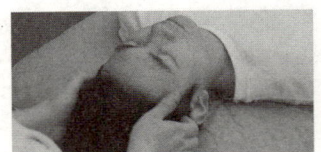

步骤 7　梳理头皮

施术者以十指指腹或指背从受术者头部两侧，自前至后梳理受术者头皮，以皮肤微热为度。也可以双手交替操作一侧，再交替操作另一侧。

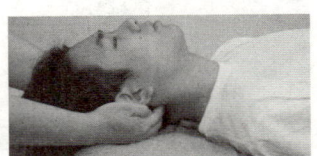

步骤 8　勾点风池、风府穴

施术者以双手食指、中指、无名指勾点受术者风池、风府穴，每穴 10～15 秒。

操作步骤

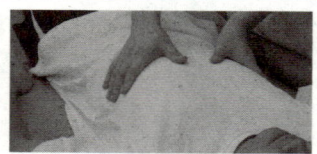

步骤 9　分推胸部至两胁

施术者双手手掌自上而下，从受术者胸部前正中线沿肋分推至两胁 3～6 遍。

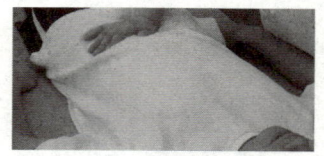

步骤 10　揉腹部

施术者以单掌或叠掌轻揉受术者腹部 3～5 分钟，揉腹方向以顺时针为主。

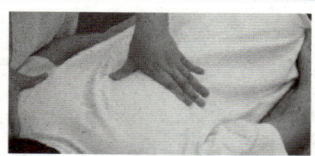

步骤 11　拨揉足太阳膀胱经

施术者以单手拇指自上而下拨揉受术者足太阳膀胱经 3～6 遍。也可使用两手拇指并指、叠指拨，或掌指拨。

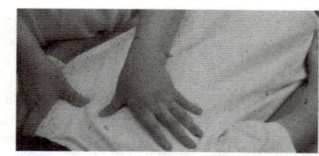

步骤 12　点揉心俞穴

施术者以双手拇指分别点揉受术者心俞穴 10～15 秒。

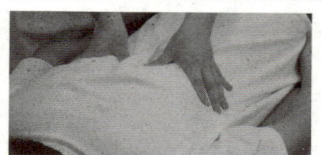

步骤 13　点揉肝俞穴

施术者以双手拇指分别点揉受术者肝俞穴 10～15 秒。

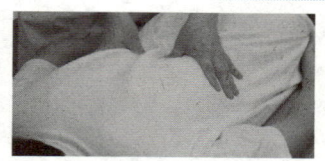

步骤 14　点揉脾俞穴

施术者以双手拇指分别点揉受术者脾俞穴 10～15 秒。

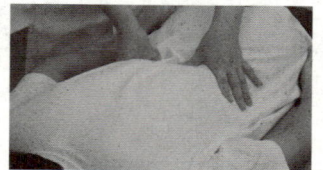

步骤 15　点揉肾俞穴

施术者以双手拇指分别点揉受术者肾俞穴 10～15 秒。

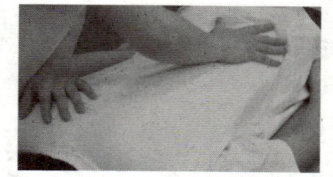

步骤 16　直推背腰部

施术者以一手手掌自上而下直推受术者背部正中督脉及两侧竖脊肌 3～6 遍。

注意事项

※ 若头侧酸胀或胀痛时加点揉足少阳胆经头部穴位,若眼眶酸胀可以加点揉鱼腰穴。

※ 分推两胁时刺激量不宜过大,以免引起受术者不适。

※ 在揉腹时可以参考以下顺序:剑突下胃脘部→上腹部→脐→下腹部→右下腹→右腹部→右上腹→左上腹→左腹部→左下腹→脐。

※ 在拨揉足太阳膀胱经时,可以使用单手拇指拨揉、双手拇指拨揉或掌指拨揉,应避免对棘突部的刺激,以免造成不适。

※ 在焦虑紧张保健按摩中,胸腹部操作时间宜长,尤其是揉腹,也可以加入振腹,可以有效地帮助受术者镇静安神。

※ 在点揉背俞穴时,以心俞、肝俞、脾俞、肾俞等穴为主,可以根据受术者情况增减点揉的背俞穴。

学习单元七　睡眠不佳保健按摩

睡眠不佳是指经常不能获得正常睡眠的一系列表现，包括入睡困难、时醒时睡、睡眠质量下降，常伴有头晕、头蒙、倦怠、烦躁、厌食等表现。睡眠不佳一般由情志受伤、体质虚弱、劳逸失度、饮食不节等原因引起。其中情志所伤常因工作生活压力大、情绪紧张所致；体质虚弱常由久病大病导致；劳逸失度常由劳心过度、工作紧张导致；饮食不节指暴饮暴食、过食辛辣油腻食物，这可损伤脾胃、扰动心神。

睡眠不佳保健按摩操作共有17步。第1至11步受术者采用仰卧位，第12至17步受术者采用俯卧位；第1至6步施术者坐于受术者头侧，第7至17步施术者立于受术者侧方。

操作步骤

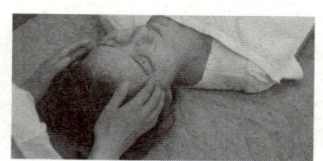

步骤1　点揉太阳穴

施术者以双手手指点揉太阳穴30秒，可采用食指和中指点揉、拇指点揉、中指点揉等多种形式。

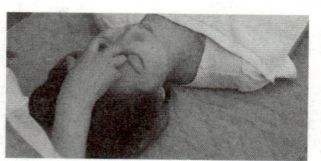

步骤2　点揉攒竹穴

施术者以手指点揉攒竹穴30秒。

操作步骤	
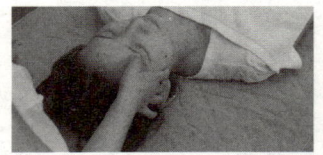 步骤 3　点揉鱼腰穴 施术者以拇指或中指点揉鱼腰穴 30 秒，可双侧同时进行，亦可一侧一侧进行。	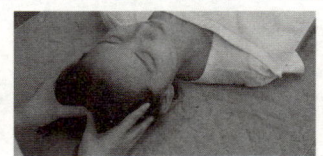 步骤 4　点揉百会穴 施术者以双手手指点揉百会穴 30 秒。
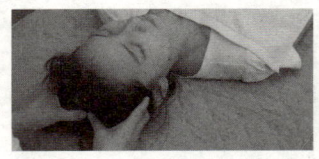 步骤 5　点揉四神聪穴 施术者以双手手指分别点揉四神聪穴共 30 秒。	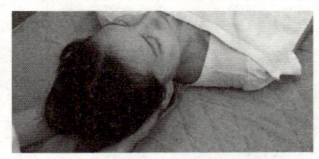 步骤 6　勾点风池、风府穴 施术者以中指勾点受术者风池、风府穴 3～5 遍。
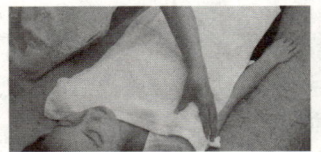 步骤 7　点揉中府穴 施术者以双手拇指或一手食指、中指，点揉受术者中府穴 10～15 秒。	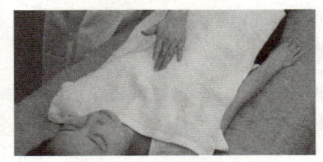 步骤 8　点揉膻中穴 施术者以双手拇指或一手食指、中指，点揉受术者膻中穴 10～15 秒。
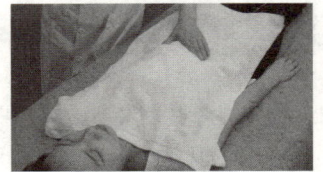 步骤 9　点揉天枢穴 施术者以双手拇指，或一手食指、中指，或一手拇指、食指，点揉受术者天枢穴 10～15 秒。	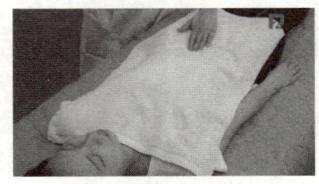 步骤 10　点揉气海穴 施术者以双手拇指，或一手食指、中指，点揉受术者气海穴 10～15 秒。

操作步骤

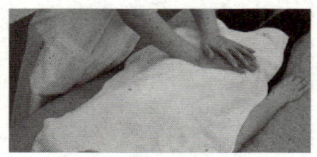

步骤11　揉腹

施术者以单掌或叠掌揉受术者腹部3～5分钟。也可使用掖揉手法。

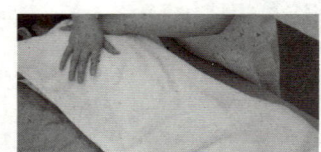

步骤12　直推两侧足太阳膀胱经

施术者以一手拇指自上而下直推受术者背部两侧足太阳膀胱经5～8遍。

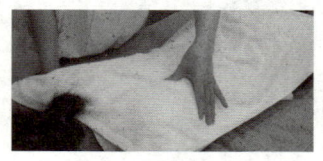

步骤13　点按背部腧穴①

施术者以单手拇指或双手拇指叠指自上而下依次点按受术者心俞、肝俞、脾俞、肾俞等穴，一侧一侧进行，每穴30秒。也可双手拇指同时分点两侧腧穴。图为点按心俞穴。

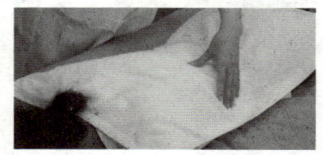

步骤14　点按背部腧穴②

施术者以单手拇指或双手拇指叠指自上而下依次点按受术者心俞、肝俞、脾俞、肾俞等穴，一侧一侧进行，每穴30秒。也可双手拇指同时分点两侧腧穴。图为点按肝俞穴。

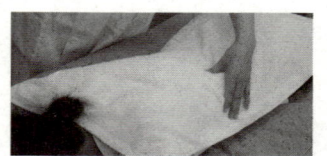

步骤15　点按背部腧穴③

施术者以单手拇指或双手拇指叠指自上而下依次点按受术者心俞、肝俞、脾俞、肾俞等穴，一侧一侧进行，每穴30秒。也可双手拇指同时分点两侧腧穴。图为点按脾俞穴。

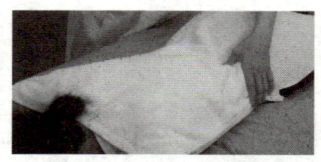

步骤16　点按背部腧穴④

施术者以单手拇指或双手拇指叠指自上而下依次点按受术者心俞、肝俞、脾俞、肾俞等穴，一侧一侧进行，每穴30秒。也可双手拇指同时分点两侧腧穴。图为点按肾俞穴。

操作步骤

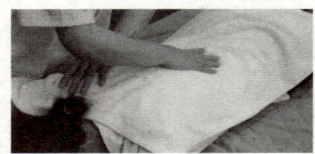

步骤 17　直推背腰部

施术者以一手手掌自上而下直推受术者背部正中及两侧竖脊肌 5～8 遍。

注意事项

※ 勾点风池、风府穴时，还可以点住穴位之后适当旋转受术者头部，利用其头部重力刺激穴位。

※ 在点揉背部腧穴时，应根据不同伴随症状正确施用补泻手法，如烦躁时可泻心俞穴，健忘、头蒙时则宜补心俞穴，肝火上炎时宜泻肝俞穴等。

保·健·按·摩

学习单元八　记忆力减退保健按摩

记忆力减退是指在学习记忆新事物、新信息时困难，或回忆过去某些事物和信息时记忆不清。多因用脑过度、失眠或肾虚无以生髓充脑而致心脑失用所引起。

记忆力减退常表现为遇事善忘，计划好的事情经常忘记；精神倦怠，无精打采，缺乏兴趣；四肢无力，疲乏懒言；心悸失眠，胸闷，睡眠不佳；纳呆气短，食欲减退；工作效率低下；还可能伴有腰膝酸软或怕冷、消瘦等现象。

记忆力减退保健按摩操作共17步。其中第1至11步受术者采用仰卧位，第12至17步受术者采用俯卧位。第1至4步及第12至17步施术者立于受术者侧方，第5至11步，施术者坐于受术者头侧。

操作步骤	
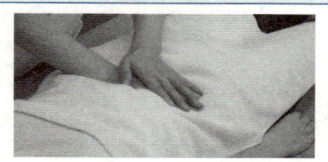 步骤1　揉腹 施术者以单掌或叠掌揉受术者腹部3～5分钟。	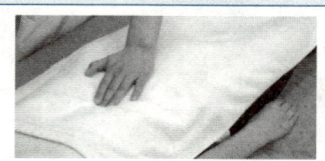 步骤2　点按上脘、中脘、下脘等穴 施术者用食指、中指、无名指依次点按受术者上脘、中脘、下脘等穴，每穴1分钟。

操作步骤

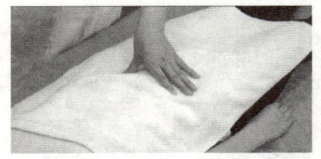

步骤 3　点按天枢穴

施术者用拇指、食指同时点按受术者两侧天枢穴 1 分钟。

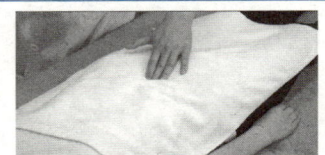

步骤 4　点按气海、关元等穴

施术者用中指依次点按受术者气海、关元等穴，各穴 1 分钟。

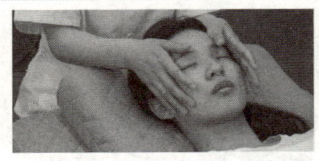

步骤 5　分推前额

施术者双手拇指或大鱼际分推受术者前额印堂穴至太阳穴，以皮肤微红为度。

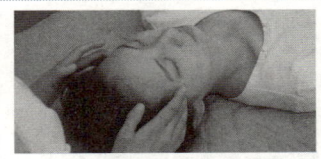

步骤 6　点揉太阳穴

施术者使用双手中指、拇指等点揉受术者两侧太阳穴 1 分钟。

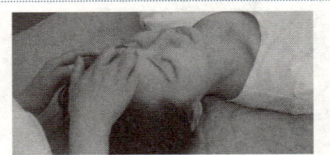

步骤 7　点揉印堂穴

施术者使用中指或拇指等点揉受术者印堂穴 1 分钟。

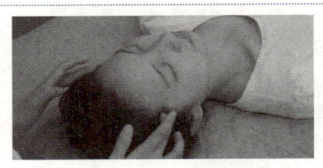

步骤 8　点揉头维穴

施术者使用双手中指或拇指等点揉受术者两侧头维穴 1 分钟。

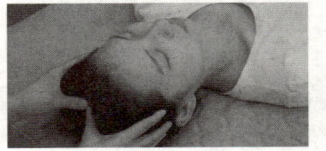

步骤 9　点揉百会穴

施术者使用中指或拇指等点揉受术者百会穴 1 分钟。

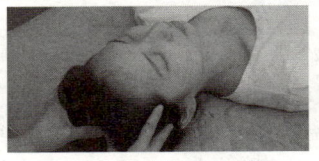

步骤 10　点揉四神聪穴

施术者使用中指或拇指等点揉受术者四神聪穴 1 分钟。

操作步骤

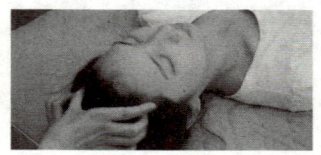

步骤 11　梳理头皮

以十指指腹自前至后梳理受术者头皮1分钟。

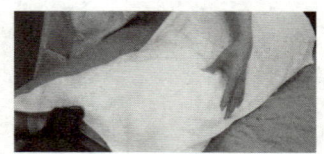

步骤 12　点揉背俞穴①

施术者以拇指点揉受术者背俞穴,依次点揉脾俞、胃俞、三焦俞、肾俞穴,在穴位上施以补法5～8遍。图为点揉脾俞穴。

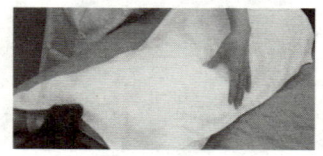

步骤 13　点揉背俞穴②

施术者以拇指点揉受术者背俞穴,依次点揉脾俞、胃俞、三焦俞、肾俞穴,在穴位上施以补法5～8遍。图为点揉胃俞穴。

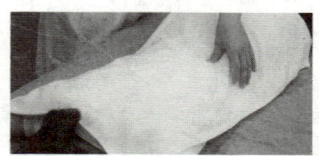

步骤 14　点揉背俞穴③

施术者以拇指点揉受术者背俞穴,依次点揉脾俞、胃俞、三焦俞、肾俞穴,在穴位上施以补法5～8遍。图为点揉三焦俞穴。

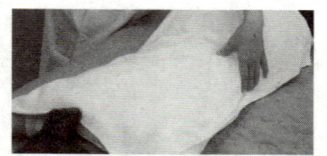

步骤 15　点揉背俞穴④

施术者以拇指点揉受术者背俞穴,依次点揉脾俞、胃俞、三焦俞、肾俞穴,在穴位上施以补法5～8遍。图为点揉肾俞穴。

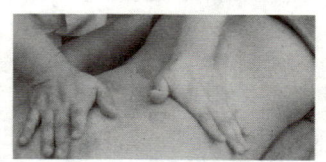

步骤 16　擦命门穴

施术者以一手手掌横擦受术者命门穴附近,以透热为度。

操作步骤
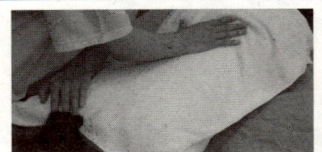 步骤17 直推背腰部 施术者以一手手掌自上而下直推受术者背部正中及两侧竖脊肌5～8遍。

注意事项

※ 在揉腹时可以按经脉自上而下揉腹，也可以环旋揉摩整个腹部，或以劳宫穴对准神阙穴，绕脐周揉腹。

※ 在点按腹部穴位时，可以配合呼吸，根据受术者的耐受程度，以轻、中、重不同程度的手法力度点按腹部穴位。